大人的床邊故事

NOTHiNG MUCH HAPPENS

千萬次下載，助你安定情緒、
輕鬆入眠的正念冥想

凱薩琳・尼可萊 Kathryn Nicolai——著
陳冠吟——譯

COZY & CALMiNG STORiES
to SOOTHE YOUR MiND & HELP YOU SLEEP

獻給賈姬，她使我的美夢成真

推薦序

面對疾病最好的預防，就是好好睡上一覺

文／洛桑加參

在台灣，平均每五人就有一人曾夜不成眠、在床上翻來覆去「煎魚」。據統計，全台有四百多萬人，得靠藥物才能睡著，加起來一年能吞掉八、九億顆安眠鎮靜藥品，這數字實在是相當駭人。

睡眠推遲、淺眠失眠、輾轉難眠、睡睡醒醒，人睡不好會怎樣？情緒差、壓力大、慢性疲勞、代謝症候群、心血管疾病、糖尿病、失智症，甚至是癌變，都已證實與睡眠剝奪有關。

許多人被睡眠障礙搞得身心俱疲，但又不想依賴藥物解決，於是來診所找我調養身體。包括靜脈雷射、調節點注射、生長因子、飲食療法、舒眠運動、呼吸的方法、靜心的方法……。正所謂「不覓仙方覓睡方」，自開業以來我一直不斷找尋各種好睡的妙方，想用非藥物的方法，幫助更多人自然而然一覺到天亮。因此當我看到這本《大人的床邊故事》時，眼睛為之一亮，覺得十分高興，便津津有味讀了下去。結果……居然就

睡著了！寫這本書的序真是太不容易了，才翻幾頁就開始愛睏、打呵欠。分了好幾次才終於看完（笑）。

與其在那邊呼籲：「睡前三小時不要玩手機」「不要開著電視睡覺」「不要把筆電帶到床舖上工作」，叫人不要這樣、不要那樣，大家反而更「叛逆」，勸導效果很差。不如直接介紹一本好書、有助眠效果的睡眠書給大家，還比較實在。

如果你有睡眠的問題，或是親友有睡眠障礙，請把這本書買回家吧！

光是放在床頭人就會想睡？沒有啦，這真的只是一本書，而不是什麼黑科技。但是，只要你願意翻開一個故事，隨便春夏秋冬任一章、任一個故事開始看都可以，你就能幸福地、像那些有人跟他說睡前故事的小孩一樣，安然入眠。

特別是白天工作很燒腦，大腦操得特別厲害，或為公司、為家人特別操心的族群，更適合閱讀本書。越是不停瞅時鐘、急著想睡，對睡覺這件事充滿壓力，越是睡不好。唯有放鬆、將自己移轉到另一個時空，調對頻率、融入一個安詳舒適的美夢前奏裡，人才有可能酣然、甜甜地睡去。

開始使用本書一段時間後，除了助眠、舒眠，你還可能獲得額外的好處——學會靜心。有讀書有差，功力會在不知不覺中增加。

忙壞了（真的把自己搞到壞掉了）、很久沒笑過、已經忘了快樂和放鬆是什麼感覺的人，就讓這本書陪你吧！每天讀一篇，一天一天，慢慢讀、慢慢復原，融化焦慮的冰、喚醒溫暖的心。最後，祝你起得比雞晚、睡得比豬香，並且，心之所向、美夢成真。

願你有個好夢。

（本文作者為身心靈預防醫學專家、洛桑預防醫學集團創辦人）

推薦序

讓「合宜」的閱讀陪伴你入睡吧！

文／吳家碩

身為一位熱衷於推廣睡眠大眾教育的作者，又是個專精於失眠認知行為治療的臨床心理師，我一直都有個嗜好，喜愛搜集各式各樣的睡眠相關書籍，放眼望向我的書櫃，有艱深的睡眠醫學書、實用的睡眠科普書、專門談論夢與解夢的書、以睡眠為元素的散文及小說、幾本給新手爸媽的寶寶睡眠書、一堆精采又可愛的兒童睡前繪本，哈哈，當然還有不少本人自己的庫存書。列了這麼多種類的書款，大家有沒有發現，就是沒有所謂「大人的床邊故事書」，所以當我收到遠流推薦序的邀請時，立刻勾動我的搜集欲望，這是一本我會想要收藏的書呀！

拿到內文後，很喜歡作者給這本書的幾個專屬於它的角色定義，作者把此書的「閱讀過程」設定成「睡前儀式」的一環，也透過「閱讀內容」，讓每個閱讀者睡前的「大腦訊號」可以切換成準備睡覺的睡眠模式。現代人都過於忙碌，每天睡前腦中總是充滿了太多的資訊，也常伴隨著許多不良的睡前習慣，像是在床上看手機等，所以，你睡前的「大腦訊號」總是停留在亢奮、過 high 的清醒模式。在臨床上，針對這樣的失眠者，我們也會依據每個人的清醒模式教導合適的放鬆訓練，讓清醒模式可以切換成睡眠模式。除了放鬆訓練之外，其實也滿常推薦失眠者透過「合宜」的閱讀來放鬆，這個概念也和作者的想法一致。

我會特別強調「合宜」的閱讀，是因為就嚴格的失眠認知行為治療觀點來看，針對對象是慢性失眠者的話，是建議在床上盡量避免看書，因為我們希望讓床的功能更單純，是和睡眠有直接連結的，要避免在床上從事非睡眠的行為，包含看書、使用手機等。但是，如果不是慢性失眠者，又或者你透過在床上看書可以感到放鬆、且不影響睡眠品質，臨床執行上也沒有絕對反對。所以，不同對象有不同的原則，在此也趁機分享我的觀點，讓大家可以更善用閱讀來達到睡前放鬆的效果。我將對象分為兩類，分享我推薦的閱讀模式和建議：

一、「非」慢性失眠者

床上看書：不反對。

因為你本來就沒有睡眠問題，若在床上看書不會影響你的入睡及睡眠品質，是ＯＫ

的。當然也要注意，你的看書行為別影響到床伴的睡眠喲！這樣的狀況下，我不會反對在床上看書。

故事內容：你可以看新故事（或是看新的書）。

這裡指的「新」，是指你第一次看這個故事。但若新的故事讓你太亢奮，也會建議你透過放鬆訓練平靜下來後，再開始睡覺。

二、慢性失眠者

床上看書：反對。

因為我希望你躺在床上時，就是該睡覺了，所以在床上「醒著」看書，是不合宜的睡前習慣。我建議，你可以在書房、客廳，或是在床的旁邊找個舒服的空間看書，擺張喜歡的小沙發或地墊，看到睡意來襲時，再帶著這個睡意上床吧！

故事內容：建議看舊故事（或是看舊的書）。

這裡指的「舊」，是你第二次以上看這個故事，所以你很喜歡它的內容，也已經知道故事的走向，你甚至可以像本書作者推薦的：半夜醒來或入睡前，不見得要打開書，而是將思緒集中在這個舊故事的情節裡，在腦中唸出來，這將會是一種很有效的轉移注意力方式。

不論你是哪一種人，若希望將放鬆的「閱讀過程」設定成「睡前儀式」的一環，也希望透過合宜的「閱讀內容」讓「大腦訊號」切換成睡眠模式，這會是一本有趣且充滿許多附加價值的床邊故事書。

（本文作者為好夢心理治療所臨床心理師）

我是一名資深瑜伽老師，也是一個母親，深深了解良好的睡眠、平穩的呼吸及放鬆的大腦有多麼重要！

我們都知道小孩子如果睡眠時間不足就會鬧脾氣，成人更是如此；只是，成人可能因為理性或者忙碌，而壓抑自己的情緒或忽視身體的狀態，也因此身心疲憊、百病叢生。

本書作者透過自身經驗，以冥想加上說故事的方式引導大人舒服地準備睡覺儀式，接著自然而然地進入夢鄉。就像我們為小孩子睡前做的準備：說一個床邊故事、擁抱著親吻一下額頭。這樣的儀式不僅是一種安全感，也是一種讓大腦放鬆、副交感神經啟動的最佳模式。

透過最自然、最放鬆的方式重啟您的身心健康，我推薦您把這本書擺在床頭。每天睡前花一點時間閱讀到睡著。

——Stacy（SpaceYoga 資深瑜伽老師／念．覺．旅身心空間創辦人）

當我答應幫《大人的床邊故事》寫推薦文時，看著作者寫的故事，不禁讓我想起二十年前，在美國史丹佛大學睡眠障礙研究中心受訓時參加過的失眠團體治療，在團體治療時會有正念書籍導讀，參與的患者每次集會除了分享自己閱讀的感想外，也要分享自己的睡眠情況，那時印象就非常深刻。回國後成立自己的睡眠中心，也有行為心理師協助推廣失眠認知行為，治療服務失眠患者。這幾年來由於3C影音產品盛行，除了讓人減少閱讀的機會外，也減少睡前與自己對話放鬆的機會，因此我非常推薦這本書，它真的對睡前放鬆、冥想有幫助。

——林嘉謨（前睡眠醫學會理事長，新光醫院睡眠中心主任）

喜歡作者寫的那些細膩有畫面的小日子，冥想、閱讀、咖啡的香氣、腳落地的瞬間、雪的氣味……

我們身心所有的修復都是在睡眠中完成的，快速動眼期做夢修復情緒傷害，深沉睡眠修復身體清洗腦部。

世界上能出現一本帶給我們睡眠營養能量的書，真的太棒了！這是每個想要睡好、吃好、變快樂、好好生活的人，都需要入手的一本床頭書。

——馮云（生活好好創辦人）

目錄

前言

如何使用本書

睡覺應該是件簡單的事。畢竟，這是我們做起來最自然的事之一，我們需要休息，也要睡覺。但有時我們就是睡不著。那是怎麼回事呢？很多時候，是我們的大腦在作怪。運轉中的大腦，就像油門上放了塊磚頭的卡車，就算沒人操縱，也會一直運轉，如果沒人阻止的話，甚至會快轉一整晚。再加上一個忙碌、混亂的世界，過多的咖啡因，還有長得驚人的螢幕使用時間，都清楚解釋了為何許多人覺得睡個好覺並不容易。

朋友們，別擔心，我們可以試著找回輕鬆的睡眠，以及隨之而來的所有益處與美好。不過這需要一點練習與建立習慣的紀律，但我保證不用多久，你就能夠比你小時候更快入眠、睡得更久。醒來之後會覺得你已經充分休息、放鬆，甚至發現，這些故事也在你醒著的時候種下了一些正念的種籽。（額外好處！）

睡眠是現代超能力，故事則是古老魔法

我最早的記憶之一，就是躺在床上講故事給自己聽，講到睡著。那時我差不多是四歲，我還記得故事內容：一個帶有懸疑感的白手起家故事，其中的轉折，有一部分是源自爸媽唸給我聽的童話故事。故事的結局開心、令人滿意，不管我講過多少次，它每次都能讓我安穩入睡。

無論是我運用想像力在月光下編織的情節，或是爸媽坐在床沿講著別人想出來的故事，我很自然就被這歷久不衰的傳統吸引：睡前說故事。事實上，我每天晚上入睡之前，都一定會說故事給自己聽。雖然，故事裡不再是海盜船與大壞蛋，而是燉煮的湯與睡著的狗狗，效果一樣好。

我們會在睡前說故事是有原因的。故事會幫我們理解事情，替我們指出可行的方向，讓我們跳脫現在，進入新的時空。它提供我們想像自己、還有他人生活的新觀點與新方式。當用某種特定的方式講述時，這些故事就能使人心情平靜。

我擔任全職瑜珈老師已經十七年，從二〇〇三年就固定練習冥想。這段期間，我學會許多觸發身體放鬆反應的方法，以及正念原則如何能使嘈雜的大腦安靜下來。正念就

是放鬆地專注於當下每一刻發生的事。過程中，我也對腦神經科學做了點研究，我的書房裡除了生理學、瑜珈呼吸法的書之外，也堆了各種跟大腦有關、訓練大腦的書。

我學到的一個重點，就是一起激發的神經元都是互相串聯的，也就是說，好習慣能藉由練習養成。我自己就親身經歷過：這輩子這麼多年來，我都在練習利用說故事幫助入睡，訓練自己的大腦，現在只要仰躺下來說故事，我就會自動想睡、放鬆。

但隨著年紀漸長，開始有親友跟我分享他們晚上睡不著、焦慮、慢性失眠的事，我才開始了解到，這些狀況會如何削弱身體的健康，從增加心臟病、憂鬱症、焦慮症的風險，到整個人就是感覺很糟、滿腹牢騷。我發現我這個說故事的練習，其實是一種不為人知的超能力，是其他人非常需要的一種能力。但除非我在他們輾轉難眠的時候待在他們身邊（這想來就讓人覺得不舒服、也不切實際），我不知道要怎樣才能幫上忙。

有天晚上我半夜沒睡（有點諷刺），跟我的老狗在一起。坐在我的米格魯旁摸著牠的背時，我靈光一閃：用我的故事來錄個podcast！這樣我就能在夜晚用我的聲音安頓人們的心，能夠在親朋好友（或許還有一些聽眾）上床睡覺時陪著他們。於是那天凌晨三點，我就坐在地板上上網訂了一支麥克風。

《大人的床邊故事》在六週之後開播，我立刻發現自己的直覺是對的。我開始收到來自世界各地聽眾的訊息，告訴我他們幾年、或是幾十年來，第一次得到了一夜好眠。這份超能力是可以與人分享的。

也開始有聽眾跟我分享他們運用這些故事的其他方式。有位男性聽眾會在做化療的時候聽，還有一名女性聽眾多年來因夜驚（night terror）纏身，害怕入睡，現在卻很期待上床睡覺、做個令人愉快的夢，這幾乎是她這輩子以來的第一次。有人寫信告訴我，他們已經不再需要吃安眠藥，早上鬧鐘響起時，感覺得到充分休息、精神飽滿。有人告訴我，他們全家會在睡前一起聽故事，之前還在滿屋子亂跑的小孩，幾分鐘之內就會安定下來並睡著。有人焦慮的時候聽一聽，就會覺得好一些。也有藝術家寫信給我，說他們喜歡在畫畫或雕刻時聽，有時他們還會以那些故事為靈感創作，並拍下作品照片寄給我。

這就是故事的力量，也是我知道故事有用的原因。

如何入睡

很難把工作模式切換到睡眠模式的原因之一，就是因為現在我們經常帶著工作入睡。我們回電子郵件、著魔般地查看同樣的三、四個社交媒體、在睡覺前一刻都還在收發訊息。難怪大腦不願休息，讓我們在凌晨三點醒來，想要解決一個我們睡前一刻才在想的問題。只要大腦知道我們還在工作，它就會這樣。我們得關掉白天的迴圈，才能向大腦發出工作暫時結束的訊號。

為了養成良好的睡眠習慣，你必須設定一些界線。最好能把所有數位裝置放在臥室以外的地方。真的，那是最理想的。那會改變很多事。但如果這對你來說有困難，你就必須在別的地方設下界線。譬如說，在睡前三十分鐘，就必須把設備關掉，把手機改為勿擾模式，把有螢幕的設備都收到抽屜裡。把工作的東西放在一旁後，就進行一個小小的「睡前儀式」。儀式能有效幫助我們轉換心境。可能包含了刷牙、洗臉、準備隔天要穿的衣服、向寵物、家人道晚安，或泡一杯睡前花草茶。目的是創造一個慣例，向身體與大腦發出睡覺時間到了的訊號，所以你要在這個時候做一些能夠發出這種訊號的事。

下一步，躺到床上，讓自己舒舒服服的。把一切都調整到你覺得剛剛好的狀態，全身放鬆地躺在床單上。

現在你已經離開自己清醒時的生活，開始倒數入睡，你需要讓你的大腦有休息的空間。那就是這些故事的作用。它們就像是讓你的大腦能躺進去的柔軟巢穴，在忙碌的一天後舒適的降落點。還記得油門上有個磚塊的卡車嗎？這些故事就像個井井有條的整齊車庫，讓你可以把車停進去。這些故事很單純，也沒有發生什麼特別的事，這就是關鍵。

讀的時候，讓這些故事的細節，幫你在腦中打造一幅你真正可以安住進去的景象，靠近那些你覺得特別舒服的部分。看著書中的插畫，觀賞細節，眼皮開始覺得沉重時，就把書本闔上、燈關掉、讓你的身體沉沉地放鬆。從鼻子深吸一口氣，再從嘴巴吐氣。再做一次。吸氣、吐氣。很好。你甚至可以對自己說：「我快要睡著了，我會整晚都睡得很沉。」當你快睡著時，可以停留在故事裡那些你還記得的小細節裡，尤其是你覺得特別舒服的部分。

睡吧。

如果你在半夜醒來，如何再度入睡呢？

對許多人來說，要入睡不難，難的是睡眠能持續。通常在清晨之前，大腦就會再度啟動：卡車引擎又開始運轉，要再入睡就變得很困難。遇到這樣的時刻，關鍵就是盡快讓你的大腦回到那個巢穴。

我們可以舉書中的一則故事為例。想像你讀的是〈再一個街區就到家〉這篇故事，故事中的主角正在回家路上，天下著雨。你可以試著想像自己就是他，停下來買梨子、一小包杏仁。回到家中、鎖上門，把世界隔絕在外面之後，便躺在沙發上，一隻小貓跳到他身上。感覺不是滿好的嗎？不是很舒適嗎？

如果半夜醒來，可以將思緒帶回到那些細節中。我發現，在腦中唸出故事的標題很有幫助，那是即將進入那個世界的一種自我暗示。對自己說：「再一個街區就到家。」然後想到梨子與杏仁。想想在雨夜中回到家、關上身後那道門的感覺。想像自己走過家裡的房間、躺在沙發上、漸漸入睡。這麼做能打斷大腦反覆思考與煩惱的迴圈。我保證，那一定有效。

我剛開始做 podcast 的時候，除了說這些故事能幫助他們入睡的聽眾來信之外，有更多人來信告訴我，這個對我一向有效的技巧，對他們也一樣有效。我看到有人評論說：「如果我半夜醒來，就照著凱瑟琳說的，想著自己進入故事中，我就立刻又睡著了！」

這就是大腦訓練。要有耐心，要勤練。一段時間後，你就會驚訝於自己能睡得多好。你會發現自己很期待睡覺時間，因為你知道有一個美好的地方能讓大腦休息，一覺好眠到天亮。

如何放鬆

除了睡覺以外，你在白天的時候，可能也會需要心靈平靜，保持專注。首先要說，你並不孤單，許多人也為焦慮所苦。這極為常見，而且當碰到現代生活中容易激發戰逃反應的事，從不覺得焦慮的人才稀奇呢。要記得，當焦慮來襲，你會失去較高的推理能力，這一點很重要。你會無法描述自己的感受，也無法跟自己的大腦講理。邏輯行不通，所以你必須改用身體的語言，讓大腦能專注在某件事上。

當你感到焦慮時，盡量找一個能夠遠離噪音與他人干擾的地方坐下來。開始調節你的呼吸，讓空氣透過鼻腔進出。你必須透過呼吸，告訴神經系統一切都沒事。首先，你可以開始計算呼吸的節奏。吸氣時數四拍，吐氣時也數四拍。如果你的呼吸又急又淺，別擔心，要花一點時間，神經系統才會接收到訊號。沒關係。繼續數拍子呼吸，把氣吸到肺部底層，讓吸氣的時候感覺到腹部脹起，吐氣的時候腹部往內縮。你做得很好。現在，試試看你能否吸氣數四拍，吐氣時數六到八拍，然後暫停兩拍，再繼續吸氣。呼吸的時候，注意腹部的移動。吸氣四拍，吐氣六拍，暫停兩拍。依照你需要的時間長短，做這樣的呼吸練習。

當你呼吸慢下來、胸腔也放鬆時，回想你最喜歡的那些故事裡的小細節。想著那些東西看起來、嚐起來、聞起來的感覺。停留在那些感官經驗中。我們正把你的注意力從焦慮的源頭，轉移到你想像中的安全區域。

你越常做這個練習，就會做得越好。你會開始越來越能證明自己可以快速輕鬆地平靜下來、回到中心。你會開始以不同的眼光看待自己——不再是個焦慮的人，而是在焦慮發生時知道如何冷靜下來的人。你做得很好。（要知道，有時候，處理焦慮會需要更多外力協助，醫生、治療師、藥物都很有用。如果需要的話，請尋求更多協助。）

◆◆◆◆◆

現在，你已經準備好要開始閱讀了。本書的故事是依照四季時序安排的。你可以從跟你當下所處季節相同、或是你很期待的季節開始，也可以從頭開始讀。由你決定！

這些故事都發生在同樣的背景，一個我稱為「無事小鎮」的地方。書店老闆可能會到麵包店買一塊派，走出蘋果汁磨坊的門時，替來參觀的夫妻扶住門等等。當你讀到書中的人物與地方，可以查查下一頁的地圖，便能看見這個舒適的小鎮大致的樣貌。讀的過程中再回頭看地圖，想像自己走在小鎮的街道上，這樣能幫助你把想像中的無事小鎮世界打造得更真實。

讀的時候你會發現，故事中對浪漫伴侶的描寫並沒有使用特定性別，我這樣寫，是為了讓你讀的時候能把自己與你的生活代入故事當中。

閱讀過程中，你還會發現一些額外的內容。像是食譜、冥想，甚至幾款手工藝教學，都是為了幫助你打造出自己的世界。

現在，讓自己待在一個舒服的地方，盡可能放鬆。你即將進入床邊故事的世界。這是一個友善、熟悉的空間，有許多可以品味與享受的事。我們一起用鼻子深深吸一口氣，用嘴巴吐氣。再來一次。吸氣、吐氣。很好。

我的朋友，祝你有個好夢。

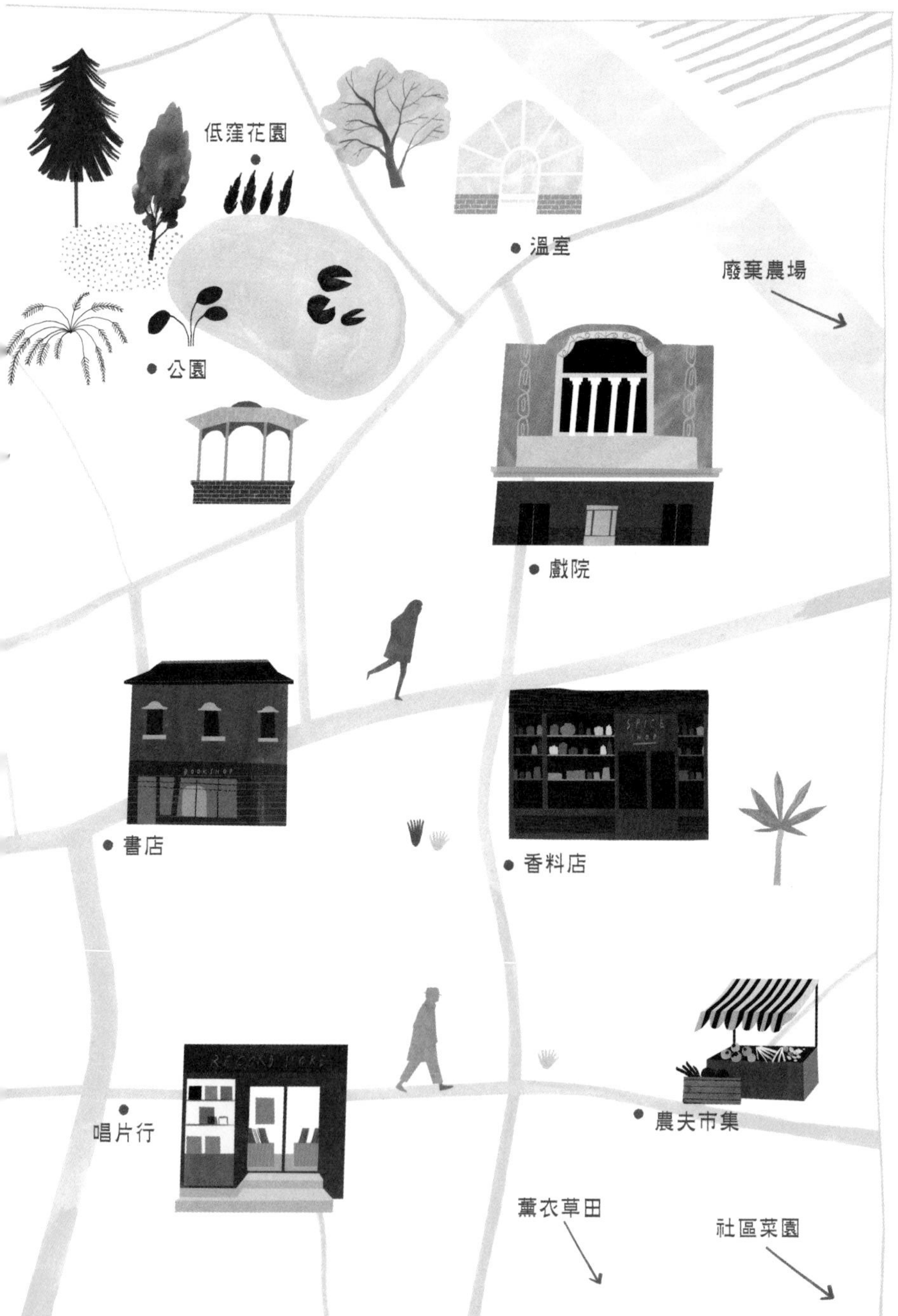
低窪花園
溫室
廢棄農場
公園
戲院
書店
香料店
唱片行
農夫市集
薰衣草田
社區菜園

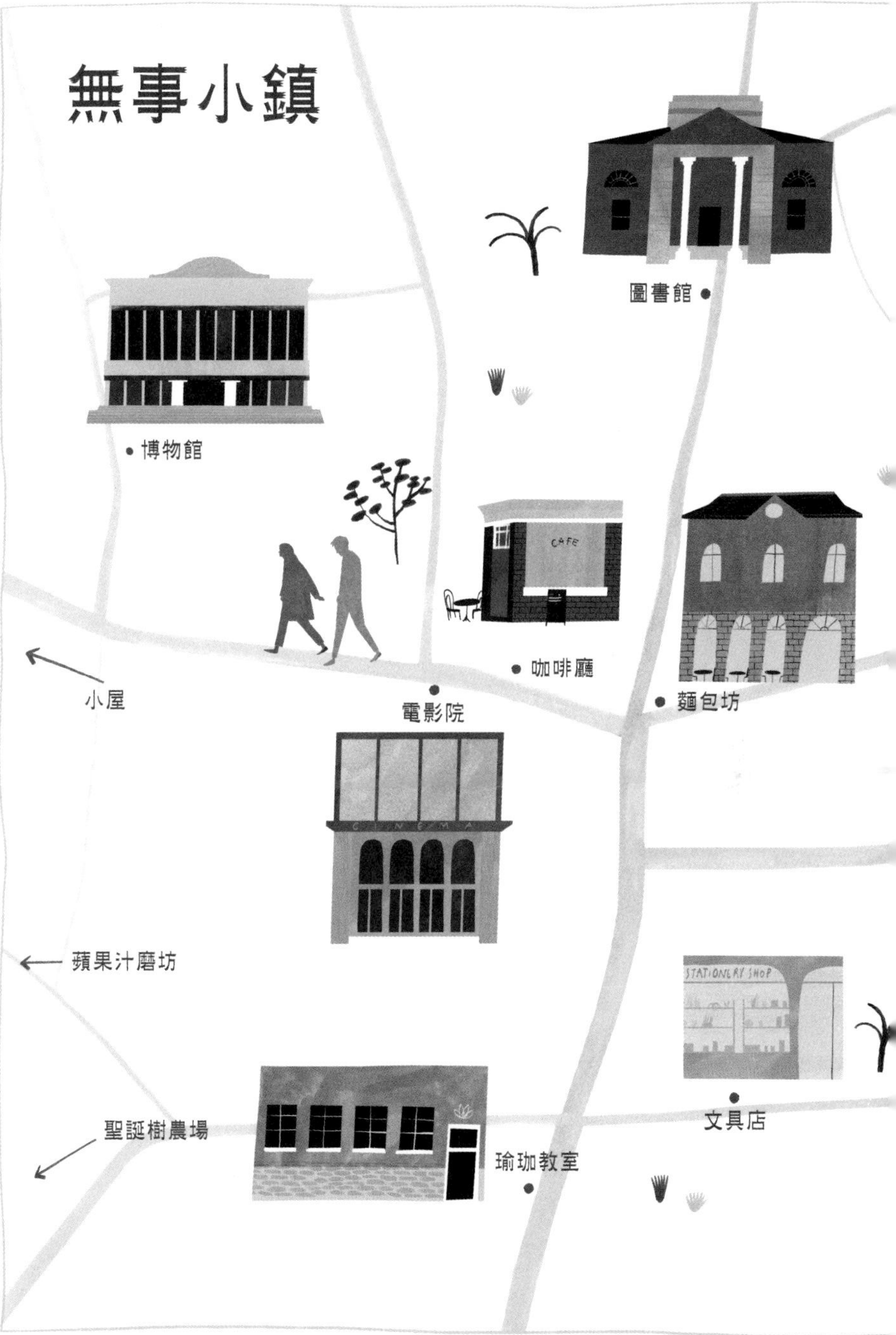
無事小鎮
圖書館
博物館
CAFE
咖啡廳
小屋
電影院
麵包坊
CINEMA
蘋果汁磨坊
STATIONERY SHOP
文具店
聖誕樹農場
瑜珈教室

冬日散步

大雪下了一整夜，早晨天氣轉為晴朗而冷冽。我待在廚房多喝了一杯咖啡，看著光線變化、太陽升起。深冬時節的日出，帶著淺粉紅色與幾束黃色，像是大自然之母在證明她的存在。雖然白日短暫，大地籠罩著一片灰白，但天空卻是燦爛多彩的。在氣候最惡劣的冬日裡，仍存在著充滿活力的生命。

太陽出來，我拉開所有窗簾，讓光線斜斜地照進家中的每個房間。我們已經好一陣子沒看到太陽了，我開始做早上的家事，忍不住停下來看向外面，做了幾次深呼吸。

幾年前有人跟我說，躺在一張鋪好的床上，會睡得比較香甜，因為那種整潔、有秩序的感覺有助於入睡，我便養成了這樣的習慣，也成了某種形式的早晨冥想。我每一次都會用同樣的方式，並且非常關注過程。我把枕頭排在我臥室窗前一張附有腳凳的扶手椅上——有時我會坐在那裡看書——再將羽絨被、床單拉出來。我先順平底下的被單，把毛毯往上拉出來，再繞著床四周重新把邊緣塞好，然後抖一抖枕頭，拍鬆，再放回床上。我拿出一條我的貓喜歡的柔軟格紋披巾，捲成一個窩，放在牠的床腳。窗簾開著、早上的陽光灑入，房間看起來整齊有致、很吸引人。我還有一整個早上與下午可以享受，但我已開始期待今晚上床睡覺的時刻。

家事做完，天氣也如預期地變得暖和、明亮起來，我決定穿暖一點，到剛下的雪中散步。我穿上一件毛衣、一件外套、厚襪子、靴子，戴上帽子、圍巾、手套，關上身後的門。起步時，我望向完整無缺的積雪，老常青樹的樹冠與楓樹光禿禿的枝椏上積著一呎厚的雪。冬日散步的步調是慢的，要小心翼翼地走、有點蹣跚，但也提供了許多時間思考，注意周遭事物。經過院子，我走上一條大家常走的小路，進入茂密的樹林。我有幾畝地，其中的這一部分後面是公有地的樹林，因此我可以走上好長一段時間，都不會走出森林與野地。我記得兒時跟家人一起在冬日散步。在路的盡頭，有一個空地，再過去，就是田野與一叢叢的樹木，儘管整個地方可能比一個城市的街區還小，但感覺卻像是個祕密基地，有探索不盡的樂趣。小孩就是有這種能力，能夠每天看著很簡單的東西，想像出不可思議的事。

因為運動，我感覺到肚子與胸腔越來越暖和，我深深吸進新鮮的空氣，讓空氣充滿整個肺部。原本熟悉的路徑因為被厚厚的雪覆蓋，看起來有點陌生，我刻意多轉幾個彎，想要離開我原本常走的路線，如果認不得路，我知道可以沿著我的腳印走回去。我沿著一條結冰的溪流走，裡頭只有涓涓細流，再經過一片濃密的樺木林，斑駁的白色樹幹在白色冬日裡顯得適得其所，接著我走到一片寬闊的草地。

我突然感覺到那邊有個東西，所以站住不動。有隻動物在對面的樹林中慢慢現身，是一頭高大又優雅的母鹿。我猜牠早在我感覺到牠之前就看到我了，但總之牠相信我，願意讓我看見牠。我被牠的美麗深深吸引，一動也不動，一度忘了呼吸。我低聲平靜地對牠喊：「真是個散步的好日子啊。」她搖了搖白色的尾巴，低下頭把鼻子湊近雪堆，找一點冬天的草吃。我猜，她看到今早的太陽，應該跟我一樣開心。我提醒自己，我們都在同一個地球上生活。

我讓她專心用餐，沿著我的足跡往回走，穿過森林，最後走入自家花園。走了這麼久，讓我餓了，我已經想到家中的冰箱、食品儲藏櫃，在腦中擺放著餐具。我把靴子上的雪踢掉，站在後門門廊，進行著與早上出門時相反的步驟。我走到臥房，把覆著雪的外衣換成溫暖、乾淨的衣服，發現小貓窩在床上專屬於牠的位置。牠用一種奇怪的角度抬高下巴，懶洋洋地扭著身子，發出一聲輕輕的「喵」。我也在她旁邊蜷起身子，告訴牠在空曠田野上看到的那頭鹿。我跟牠說，現在那頭鹿大概已經回到牠的家，跟朋友們依偎在一起，小貓發出了呼嚕聲。去樹林裡走一走，記起新鮮空氣的味道，感覺很不錯；

沿著足跡折返，躲回到溫暖舒適的家中，也很棒。冬天還沒結束，但太陽出來了，等待春日來臨時，還有很多事等著我們去享受。

祝你有個好夢。

小孩就是有這種能力，
能夠每天看著很簡單的東西，
想像出不可思議的事。

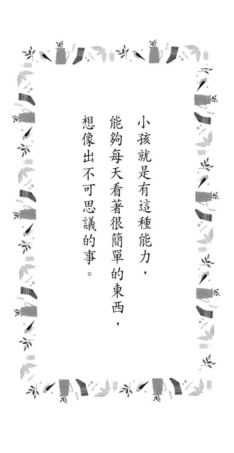

走路冥想法

冥想的方式很多，你可以用傳統的方法，坐在地板的墊子上，也可以坐在椅子上，或躺在任何你覺得舒服的地方。但有些日子，你可能想在冥想中加入動作，特別是你的大腦轉得很快的時候。在那些日子裡，可以試試走路冥想。在室內、室外都可以。

找個空闊的空間，大約十到十五呎寬。這個練習看起來可能有點奇怪，所以你可能要挑個比較隱密的地點進行。如果需要東西協助平衡，請找個有牆壁能讓你邊走邊扶的空間。

首先，雙腳站立，與臀部同寬，大約八吋。抬起腳趾，張開腳趾，放回地上。感覺你身體的重量稍微往前傾，好讓骨盆在足弓上方保持平衡。如果你是赤腳，可以感受一下你站著的地面的觸感及溫度；如果你有穿鞋，就感受鞋子在腳上的重量。那感覺可能十分細微。將肩膀聳起靠近耳朵，深吸一口氣。從嘴巴吐氣時，慢慢把肩膀放下，身體不動。將視線集中在前方幾呎的一個點上。踏出第一步之前，先花一分鐘，感受一下身體的感覺。當我們花太多時間用腦，對身體的感受可能會變得麻木，而當我們透過動作來冥想，就能重新學會感受並與當下的身體共處。

自然地呼吸，眼睛保持張開、放鬆。

接下來，我們會把步驟分成三部分。你可能從來不曾走得這麼慢或這麼刻意，但那會讓你真正感受到每一步的動作，而感受就是冥想。

將重心移到左腳，抬起右腳跟，離開地面。

慢慢地將右腳抬離地面幾吋，感受壓在左腳的重量。如此緩慢地行走需要更多平衡，你可以注意腳踝的肌肉與膝蓋正在回應與支持著你。

將右腿往前伸，讓右腳跟碰到地面，距離左腳一步的距離。

將重心移到右腳。同時，左腳跟就會抬起。回到過程的開始。

就這樣，繼續慢慢地進行每一步：轉移重心、抬腳、跨步、重複。

走路的時候，不斷將注意力拉回身體的實際感受。如果發現你在評論自己體驗到的感覺，只要花一點時間把它標示為「思考」，然後再回到感受上。如果你到了需要轉彎的地方，一樣用之前每一步緩慢、正念的方式前進。

你可能想設定十或十五分鐘的鬧鐘（或依照你想要的練習時間。在美好的晴天，我有時候會練習一個小時，感受腳底下的草，與輕拂皮膚的微風。）設定鬧鐘，你就不用查看時間過了多久。

當鬧鐘響起時，再多走一步，然後回到開始時的姿勢，雙腳並排在臀部下方。再一次，將肩膀聳起靠近耳朵，深吸一口氣。從嘴巴吐氣時，慢慢把肩膀放下。

在今天接下來的時間裡，都要帶著這樣的正念覺察。

生活中新的一頁

我不是特別喜歡新年新希望。畢竟，為什麼要等到日曆上的某一天，才開始新的嘗試呢？不過，我還是喜歡沉思，我喜歡花時間分析思想與感受，喜歡創造、構思、寫作，去閒逛、探索。一年之始，就是正好的時機。因此，當我展開生活中新的一頁，那不只是比喻，而是真的去做：翻閱一本新書，走一條新的小徑，或者聽一首新歌。

這一次，我的嶄新開始，就始於新的手帳記事本。我還是喜歡實體的紙本手帳，在精美書冊裡寫下計畫。我喜歡一次看一整個月、或一整個禮拜，安排我在某些日子預計要做的事。去年，我的手帳用到沒紙，一整年放在包包裡帶來帶去、拿進拿出的結果，書脊邊緣都磨損，原本的緞帶書籤也被扯掉不見了。

忙碌的聖誕節過後幾天，我就上街走到我最喜歡的一家店，看著櫥窗裡的手帳。那間小店裡的東西極其美好：架上滿滿的空白日記本、筆記本，等著你寫上大作，上百種圖案的信紙與搭配的信封，上百種顏色的封蠟，還有每個字母的印章。他們也有日曆，上面有些是貓咪做瑜珈的可愛圖片，有些是讓人迷失其中的袖珍世界插畫。他們也賣手帳。

我一從冷颼颼的室外踏入店裡，立刻注意到裡頭的味道，是一種混合圖書館與工藝工作室的氣味，聞起來跟我國小的圖書館真是一模一樣。你有沒有這樣的經驗：在路上突然聞到一股熟悉的味道，把你帶回往日時光，這股力量強大到你得甩一甩頭才能回過神來？我想起我們學校圖書館破舊的藍色地毯、堆得高高的書架，以及猜想那些書中內容的興奮感。記得有一次，我從後面角落的書架上抽出一本舊書，把封面內側紙袋裡的借書卡倒出來，想知道最後一次是誰、在何時借了這本書。我念的學校規模很小，跟我爸爸小時候念的是同一間，而那張卡片由上往下幾行，有個小孩的筆跡寫著他的名字。我猜，學校這麼小，我們拿起同一本書也不是什麼大不了的巧合，不過當時，我記得我楞楞地站在藍色地毯上，瞪大眼睛看著四周，懷疑宇宙是否剛對我眨了個眼。想起這段回憶，我不禁莞爾，決定在買手帳之餘，也買張卡片寄給父親。

我開始逛了起來，不知不覺就拿了一堆東西：給爸爸的卡片、掛在廚房的日曆、整捆全新的鉛筆（真是等不及要削這些鉛筆了）、一袋摺紙用的色紙，還有新的手帳記事本，包含所有我喜歡的功能，加上一個可以放一些紙條的收納夾層，後頭還附有幾頁貼紙。（我自問是否已經過了用貼紙的年紀了？才不會呢。）最後，是一本新的日記本。

我已經有好幾本日記了，我向自己保證，除非舊的用完，否則不能再買新的，所以我只買一本。

親切的收銀員幫我結好帳，把我買的東西都裝進袋子裡。我回到冬天的街上，想著在新的一年可以嘗試的計畫，邊想邊走過了好幾個街口。我看到一家座位排在窗邊的快餐店，遠離門口處有一張空桌。太好了。我快速進門，指著那個位子，一名服務生帶我入席。我點了一杯咖啡，把新買的手帳放在餐桌上。我拿出舊的手帳、一枝新的鉛筆和削鉛筆器。一年前，我也做過一樣的事，有如衛兵交接。我在新的手帳上寫下名字和電話，用手掌去撫平新紙張，快速翻過每一頁，寫入一些生日、約定的行程與想法。

帶我入座的服務生過來替我加熱咖啡，看到我桌上散落的手帳，她笑了。她說：「我也喜歡在新年的時候買手帳！」我同意。她回去工作，我邊啜飲著咖啡，邊寫卡片給爸爸。我翻看了日曆，覺得裡面的插圖真美。我快速查看明年的感恩節與聖誕節，想知道是落在禮拜幾，好像我真的在計劃那麼久以後的事。我猜我只是在找理由幻想接下來一年會發生的事。

外頭天色漸暗，我開始收拾東西。服務生送來帳單，我拿出零錢要付帳時，突然想到多年前，在圖書館看到爸爸的名字出現在那本書裡，就好像是有人在我的手上放了一

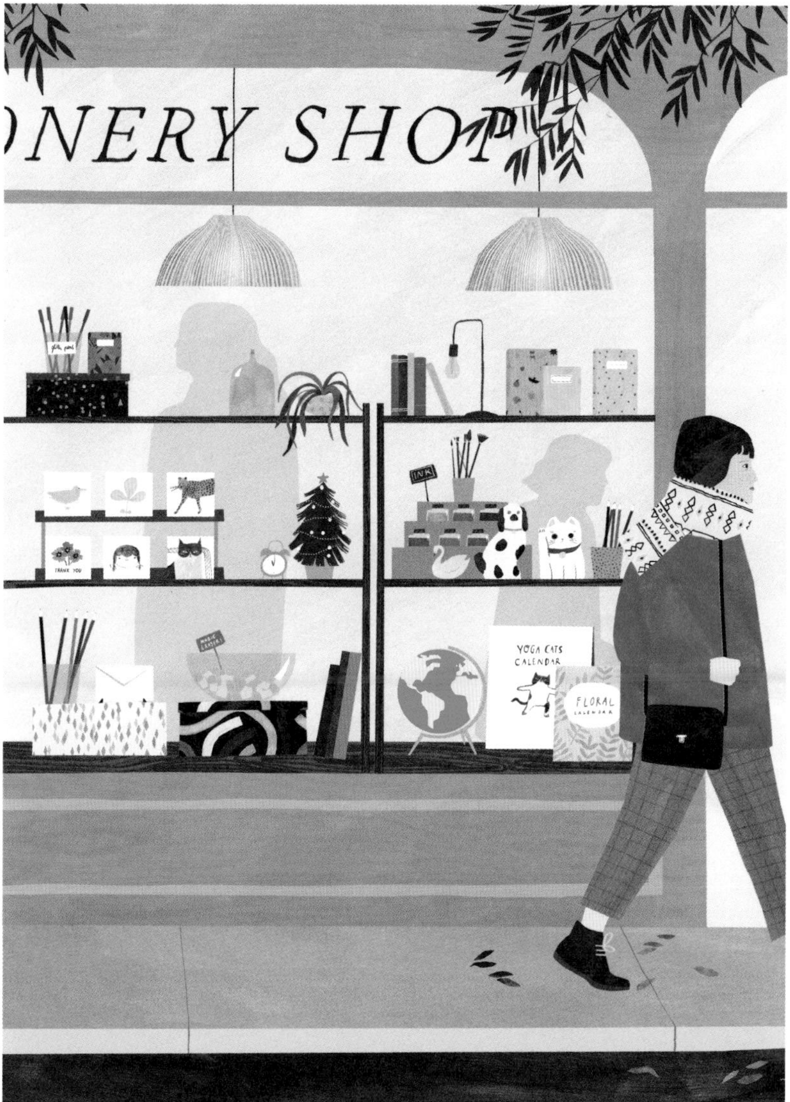
ONERY SHOP
INK
YOGA CATS CALENDAR
FLORAL CALENDAR
THANK YOU

個禮物。我拿出原本不該買的那本空白日記本，在封面下塞進一頁貼紙，把錢和日記本留在桌上，就離開了。我在帳單上寫了：「新年快樂。」

祝你有個好夢。

晚上就待在屋裡

一開始是陣陣細雪——帶蕾絲花邊的美麗雪花徐徐飄落，速度慢到我幾乎看得到每一片雪花。

我站在街角等紅綠燈時，有一片大而脆弱的雪花落入我的掌心。我看到它對稱的網狀組織、結晶的分支。我記得在某處讀到，雪花是圍繞著一粒微小塵土形成的，所以雪花就跟因一粒沙而生的珍珠是一樣的嗎？我喜歡這個想法：雪花就是冬天的珍珠，從天而降。我看著落在手套上輪廓鮮明的雪花，轉瞬融逝。這些珍珠僅存在片刻，在消失之前，需要被人看見。

燈號改變，我穿越馬路，從一個街角走到另一個街角，更多雪花飄落在我的手上、眼睫毛上。我走上我要去的店家門前台階，拍落肩膀、臉頰上的雪，拉開厚重的前門。我在幾年前發現這間小店，立刻愛上裡面的商品，就此成為常客。這間店專賣香料。靠牆一排排的架子上並肩擺放著高高的玻璃罐，每個罐子都填滿珍貴、具有藥效、顏色繽紛、香味十足的東西。店裡的氣味層層堆疊，為了好好地聞一聞，我把身體重量平均分配在雙腳，閉上眼睛，深深吸一口氣。我聞到薰衣草、普羅旺斯綜合香料的輕柔花香。下一層是更溫暖的香氣，來自肉桂棒和小豆蔻莢。再下一層，是多種咖哩混合而成的味道，薑黃的強烈金屬味。最底層，我聞到的是辣椒味，辛辣、嗆鼻、刺激。

我準備了一張清單，想買齊食譜所需的香料，但我習慣花點時間，看一下沒見過的東西，帶一種新的香料回家。我在走道間閒逛，手指滑過玻璃罐上的紙標籤。有些香料我就是喜歡它的名字，像來自西非的天堂椒，屬薑科，跟肉豆蔻有點像。或是茴香花粉，又稱天使的香料，標籤上說，它能夠將任何簡單的料理昇華成令人讚嘆的佳餚。我打開一罐生芒果粉，這是以乾燥的生芒果研磨製成的粉末，可以添增酸味，帶有果香，味道強烈，還有一點塵土味，我把蓋子擰回去，繼續找。我看到要三年才能成熟採收的杜松子、亮紅色的煙燻紅椒粉、嬌貴的絲絲番紅花。有香料的名稱叫主教的雜草、黑種草籽，還有一罐卡菲爾萊姆葉。我之前讀過這種萊姆葉的資料，它能增添湯與炒菜的風味，便決定帶這個新玩意

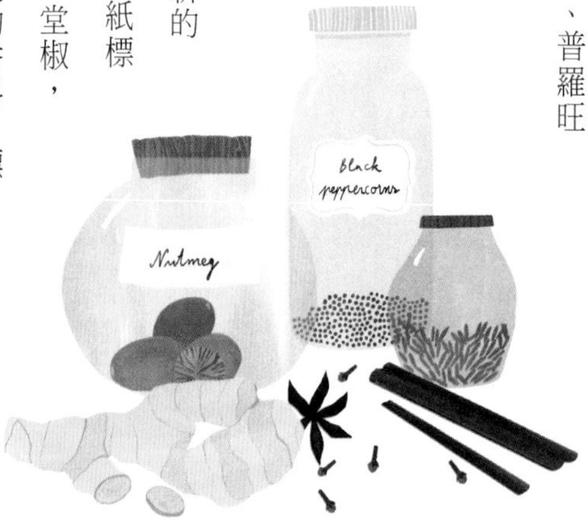

回家。

決定好要買的新產品之後，我從口袋裡拿出一張清單，開始找我最喜歡的印度香料茶所需的材料。我試過許多不同的印度香料茶配方，終於找到一個最喜歡的：甜甜的，帶有辛香味，能夠在像今天這種下雪的日子讓我暖和起來。家裡有新鮮的薑、肉桂棒、丁香，所以這些已經有了，但我需要小豆蔻莢、黑胡椒、八角，還有一些肉豆蔻籽。我秤好我要的重量，把香料裝進小紙袋中，小心翼翼地把頂部的封口封好，想著家中一些之前留著的果醬、芥末空瓶，已經洗好放在廚房的架子上晾乾，等待新的香料入住。東西包裝好、結完帳後，我再吸進一口充滿異國香料的空氣，就回到飄著雪的街上。

此時雪勢擴大，原本懶洋洋、輕飄飄的雪花，成了一道持續落下的簾幕，人行道和路牌也被白雪覆蓋。我把圍巾往上拉，把帽子壓低，小心地走到我停車的地方。路已經變得有點滑，我緩緩開在大道上，直到抵達自家門口的車道。我想我等會兒得剷雪了。進屋後，我把香料擱在檯上，把大衣掛在門邊，看著外頭附近屋子上已經積滿厚厚的雪。我決定，晚上就待在屋裡吧。看著積雪垂掛在屋簷下，而我安全地待在溫暖的家中，不必再出門，感覺真是太美好了。

我想，可以試著用剛買的萊姆葉煮一碗辛香的清湯，可能加一些米粉、切成細絲的蔬菜，再灑點芝麻油提味。但首先，我想要把新買的香料裝進玻璃罐，煮一鍋印度香料茶，邊忙邊喝。我認為，如果作法正確，像是煮飯、打掃之類的簡單家事，可以是相當愉悅的。點個蠟燭，倒杯飲料，放點音樂或你喜歡的老電影，享受那種把一件事從頭到尾、平靜而謹慎地完成的過程。所以我點了蠟燭，放了音樂，穿上圍裙，開始秤香料，把香料倒進鍋裡。當香料茶開始冒小泡泡、快要沸騰的時候，大吉嶺茶也浸得夠久了，我就把它倒進杯中，拿到後頭的窗戶邊，看著天色漸暗，太陽躲在雲後漸漸落下，雪花掉落在枝頭。我雙腳穩穩地站著，就跟在那家店裡一樣。我把鼻子湊近杯子，深吸了一口令人愉悅的、甜甜辣辣的印度香料味，再慢慢地啜飲入喉。

祝你有個好夢。

對文字純粹的愛

小時候，有人送我一本筆記本。它的形狀幾近正方形，大小正好能夠塞在口袋裡。封面是絲絨包覆的硬紙板，內頁紙質光滑，有橫格線，還有一條絲帶，絲帶尾端吊掛著一隻迷你金色鉛筆。一開始，我一直遲疑著要不要在上面寫字，它太精緻了，我很怕寫錯什麼，以致毀了紙頁的美，所以有段時間，我只是把它帶在身上，小心翼翼地從外套口袋換到後背包，再放到床邊桌的抽屜，直到我終於明白自己有點蠢。就像樹木希望有人去爬，玩具也想要有人去玩，我這本小筆記本會希望有人在裡面寫字。

我從記下幾件日常發生的事開始。我寫了我在遊樂場玩的遊戲，我買到了一雙應該只在重要場合穿的新鞋，但我卻悄悄穿上，繞著房間裡的床跳單人舞。我寫了在夏令營游泳、生日派對上的事，還有我想在萬聖節時扮成什麼。很快地，我的筆記本就寫滿了，於是我換一本新的。我寫了睡衣派對、科學課、我的初戀與第一次失戀。在下一本筆記本裡，我寫了我的第一份課後打工，交了新朋友，還有在露天場地平躺在鋪好的毯子上看夏日音樂會。

我每寫完一本筆記本，就會把它放在書架上，再開始寫另一本。這麼多年過去，我仍舊保持這個習慣，現在有一整個書架專門放它們，整整齊齊地排列著，第一本就是那本絲絨封面的筆記本。

這些年間，我經歷過不同的階段，有時，關於誰在何時何地做了什麼的每日報導寫得比較少，反而是寫我讀過的書或在琢磨的點子。有一本寫滿了我做過的食譜，記下我是做菜給誰吃，我們吃的時候又聊了些什麼。有一本則是寫滿我祖母的兒時記憶，並貼上她給我的老相片，相片的邊緣還寫上名字與日期。還有一本，裡面滿滿都是畫得很用心、但技巧很糟的素描，我從不曾、也大概永遠不會拿給別人看。那就是這些書架上的筆記本的可愛之處，它們不需要達到什麼標準。它們只是為了我、為了把它們寫滿的樂趣而存在，它們的目的就是讓人寫上東西。

我找到了一個字來解釋這件事，它也是我最近這本筆記的靈感來源。這個字就是「autotelic」，這個形容詞的意思是，一種本身就帶有目標的創意探索。我把這個字寫在我最新這本筆記本的第一頁，決定要在裡面寫滿我最喜歡的新字與其涵義。這項計畫引導我去探索新的地方與事物，好找到可以描述它們的詞彙。

我曾去過一座葡萄園的穀倉，看裡面的人把幾桶葡萄酒搬到閣樓裡存放，我便在筆記本裡寫下：「『Parbuckle』，當名詞時意指用來降低或者抬高圓柱型物品的繩圈或繩子，但也能當成動詞用來描述那個動作。因此你可以用 parbuckle（名詞）來 parbuckle（動詞）。」

我看了一部談解剖的紀錄片後，寫上：「我感覺到呼吸的氣息經過嘴唇上方的小凹洞時，就想到『philtrum』這個字，也就是人中，這是正確的說法，但這個英文字聽起來有點像『filter』（過濾器），讓我覺得那裡是個可以過濾好壞東西的地方。」

在照顧前窗的大盆多肉植物時，我想著連植物都有一定的喘息與休眠季節，於是寫下：「『Quiescent』，意思是安靜、不活躍，有時這對所有人事物來說，也是有益的。」

當一場大雪把視線可及的一切都覆蓋住，我穿著靴子，踩在厚厚的雪裡，平常周遭的聲音都被大雪吞噬。我寫下「circumambient」，也就是四周都被包圍的意思。

我讀過一本詩集，書中的詩用華麗的語言，形容日常中的平凡小事。我便寫下：「『Adoxography』，就是描寫簡單事物的優美文字。」

我還在別的語言中找到一些非常有趣、在英文中沒有相對應翻譯的字，但我仍欣然地把這些字加到我越來越長的單字表中。

我在動物收容所待了一天，帶狗出去散步，拿吊著玩具老鼠的繩子逗幾隻貓，其中一隻才剛生了一窩毛色灰黑交錯的小貓。我抱起這些幼貓，舉起牠們軟軟的身體湊近我的脖子愛撫牠們。之後我寫下他加祿語（Tagalog）的「gigil」這個字，意思是忍不住想要捏擠可愛東西的欲望。

我跟姊姊去參加一場學校音樂會，欣賞她女兒在交響樂團中演奏中提琴。當輪到我姪女獨奏時，她的弓在弦上發出的優雅樂音，環繞整個音樂廳。姊姊緊抓著我的手，因驕傲而眼眶泛淚，臉上掛著微笑。後來，我找到一個適合的字，寫進書中：「意第緒語的『Naches』，指的是間接的快樂，通常是那種看到你所愛的人成功的快樂。」

我發現有些外文字極為實用，想到我自己的語言裡竟沒有相對應的詞彙，令我有點沮喪，於是我在親友間進行了一項小活動，來使用這些字。義大利文的「l'altro ieri」，字面上的意思是「另一個昨天」，但實際上是指前天；而喬治亞文的「zeg」，意思是後天。我為了節日準備鹽味焦糖，把味道調配到剛好最平衡的時候，便鼓掌並大聲說：「lagom」，就是瑞典語不多不少恰恰好的意思。

我的筆記本快要寫滿了，再沒多久，我就會把它跟其他筆記本一起放在書架上。還剩最後一頁，能再寫一個字。我生病躺在床上一整天了，想睡，身體又發疼，聽到有人輕輕敲門才起身。我的鄰居得知我身體不適，幫我燉了一大鍋的湯，提進門，幫我放在爐子上加熱。他們還帶了一袋甜橙，還有一盒茶，讓我紓解喉嚨不適。他們只待到把湯熱好，盛一碗給我便離開，讓我吃晚餐、休息。

我打開筆記本，想到祖魯語中的一個字，這個字用英文很難定義，但包含了共有的人性與同理心，因為**我們**，所以**我**存在的概念。我喝下滿滿一匙湯，想著向彼此伸出援手，是我們能做到最充滿人性的事。我寫下：「『Ubuntu』，只靠自己，你無法成為人。」

祝你有個好夢。

來點浪漫吧！

那是在一個明亮的冬日，發生在街上的事。天氣很冷，公園的地上、大道旁的樹上仍然積著厚厚的雪，不過太陽已經出來，感覺煥然一新。我們不再瑟縮著身體、裹著外套和圍巾，或為了避開寒冷，從一間店出來立刻衝進另一家店。幾個月以來，我們第一次慢慢地走。不趕時間，面向陽光，品味空氣中一絲春天的氣息。我說的我們，是指今天街上的所有人。我獨自走著，但不孤單。因為有了陽光，過街時我們會對彼此微笑，都知道大家心裡想的是同一件事：「這感覺真好！」

我走在大街上，手插在口袋裡，轉了個彎，走向公園。午餐時間還沒到，我也沒什麼地方要去。公園路口有個書報攤，我停下來翻了幾頁報紙和雜誌。有一本雜誌，裡面有南美洲山頂和日本繁忙都市街道的圖片，有一畝畝的花田，還有夜晚的寒冷沙漠。我買下這本雜誌與一本填字遊戲書，放進包包，再走回公園小徑。

這條小徑繞著一座池子，池面還有一層冰，繞完一圈只要幾分鐘。我繞到一半，便停下來坐到長椅上，陽光正燦爛。有十幾隻鵝，完全不怕冰水，在水池表面融化形成的水坑裡划水。我對著牠們灰撲撲的蹼和頸部滑順的黑色羽毛微笑，想起一群鵝在地面上時，我們會把牠們統稱為鵝群（gaggle），但牠們在空中時，英文的量詞就變成了「a skein of geese」。不知道牠們是怎麼稱呼我們的。我把身上的外套拉緊一點，看到長椅座位上有一顆草草刻上的愛心。我用手指滑過木頭上的刻痕，想著不知道今天上面寫的M和L身在何處、他們是否還會把代表彼此名字的字母放在心裡？我喜歡這樣想：他們現在或許已經長大了，或許他們曾走過這座公園，坐在這張椅子上，看到這顆愛心，記起年少的戀愛時光，開心地笑著。若是如此，我就不會去打擾他們。

我揹上袋子，把剩下的半圈走完，往一條小路走去，那會通往一間我知道的小咖啡廳。我被店裡溫暖的空氣包圍，才發覺原來外面那麼冷。我點了一碗蔬菜濃湯，濃郁的番茄湯底中，有滿滿的麵條與蔬菜。這碗湯讓我從胃部開始全身都暖了起來。湯喝完後，我點了一杯茶，偷偷地把我早上在麵包店買的一片餅乾丟進杯子裡泡

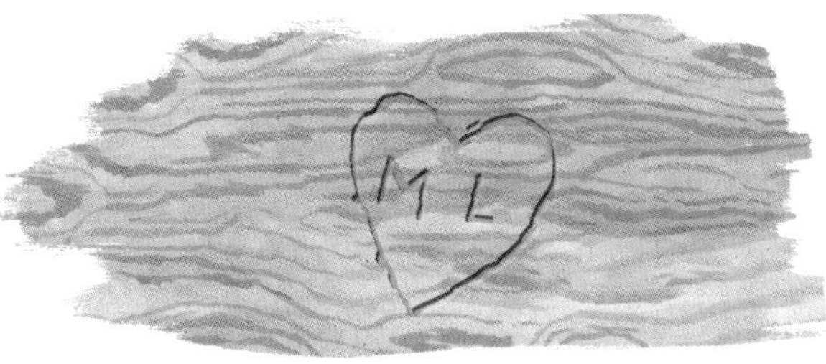

著。我又想到Ｍ與Ｌ，還有愛與浪漫。我打開錢包付午餐錢時，無意間抽出了一張摺起來的舊照片，是從我的圖書證後面的祕密夾層掉出來的。那是幾年前在木板散步道上的小照相亭拍的。四格照片裡有兩張臉，一格是兩人臉貼著臉，再來是雙眼互望，然後是親吻，還有一格是傻笑。我記得在義大利文裡，一段愛情，有時會被描述為一段與某人一起編出來的故事，我想我很幸運。我編過的那些故事都讓我變得更好、更有智慧、更寬容，我的真誠也未曾稍減。我把照片沿著深深的摺痕摺好，塞回原本的地方，離開那間小咖啡廳。

午餐時間，街上很熱鬧，我穿過在瀏覽櫥窗與慢慢走的人，注意到一群應該是在學校打曲棍球的學生。其中有的很張揚，眼睛四處看，想知道是否有人注意到他們已經長這麼大了；有的則低著頭，不想被人發現他們在電影院前排隊買票。

天色還很明亮，我想再走一下，買點東西，或拜訪住在下一個街區的朋友。但我隨即想到那本有許多世界各地照片的雜誌與填字遊戲書，還有午後陽光斜斜地照在我家的餐桌上，把靴子換成拖鞋的景象，便決定轉向，朝我家那條路走去。

經過書店，看見老闆正想把一整個手推車的書推出門，我停下來幫他拉開門。「已經要開始人行道特賣了嗎？」我問道。她笑著對我說：「因為天氣不錯啊。」我幫她把推車推到人行道上，我們把一些平裝書轉個向，方便大家看到書名。她朝著我家公寓入口旁人行道上的郵筒點了點頭說：「你的郵箱裡面好像有東西喔。」

嗯……郵箱的蓋子有點掀起來，看得到裡面東西的一角。我走過去把它拿出來，是一個紅色愛心形狀的小盒子。我竊喜地笑著，打開盒子，裡面是一把用紅紙包著的巧克力。我可能有點臉紅了，所以只轉頭快速跟書店老闆道了聲謝，便溜進門。

祝你有個好夢。

我編過的那些故事
都讓我變得更好、
更有智慧、更寬容，
我的真誠也未曾稍減。

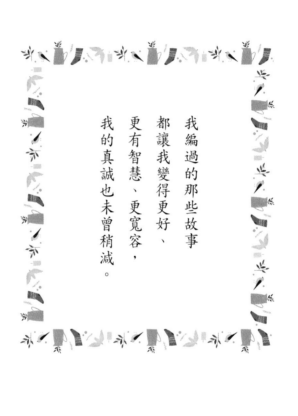

霧與光

那天霧很大，從前一夜就亮著的路燈，在大道上發出一塊塊顏色不均的黃色光暈。我正要前往一間我最喜歡的咖啡店，雨靴踩過融雪形成的小水坑，濺出水花。潮溼又灰暗的天氣，讓我很懶得動，但我想提振一下精神，而咖啡只是個（重要的）開始。那間咖啡店位於一棟人潮川流不息的大樓前面角落，用磚塊與舊木材裝潢，空間小小的、但很特別。他們提供的咖啡和茶只有幾種，櫃檯上有個蛋糕架，裝著一塊塊三角形蛋糕、餅乾、瑪芬，上面蓋著一個大大的半圓形玻璃罩。

我進門時，掛在門上的鈴響了一下，我排在一個戴著紅色毛帽的小女孩後面，她牽著媽媽的手，轉過身來，抬頭看著我，嘴巴和眼睛張得大大的，充滿好奇。今天是上學日，她瞥見了平常難得一見的忙碌大人世界。我對她笑了一下，她很快就把頭轉回去，忽然害羞起來。我猜想她是不是因為要去看牙醫或醫生，所以才沒去上學，現在被帶出來享樂一下。她媽媽幫她點了一杯不太燙的熱可可，還有一塊玻璃罩下的餅乾。她帶著餅乾，目標堅定地走到角落的一張小桌子，坐下來等她的飲料，指著窗外在遛狗的男人，叫著媽媽說那隻狗身上有斑點，項圈也跟她的貓一樣是紅色的。此刻，我已經感覺好多了。

輪到我點餐時，我點了濃縮咖啡，然後悄悄走到吧檯邊等。我喜歡慢慢喝一大杯咖啡或茶，但一杯煮得剛好的義大利濃縮咖啡的濃郁滋味，能讓我脫離任何壞心情，幻想自己正在美好春陽下的坎帕尼亞（Campania）。這間小店的濃縮咖啡確實煮得剛剛好。咖啡用小小的白色杯盤組盛裝，分量不到三口。一支小到不能再小、攪拌糖用的湯匙放在盤子上，旁邊的小玻璃杯裝著嘶嘶冒泡的礦泉水。濃縮咖啡杯剛剛溫過，所以我把杯子拿起來聞香時，瓷杯貼到嘴唇還暖暖的。第一步，我只閉著眼聞了一下，然後慢慢啜了一口，讓咖啡停留在舌間。咖啡的味道濃又強，但不苦，也沒有焦味，我把咖啡吞下，讓它進入並修復我的身體系統。我喝完礦泉水，在小費罐裡面多放了一塊錢，便走回外面的霧中。

我檢查了一下今天待辦事項的進度：到目前為止還不錯。我喝了一杯美味的咖啡，還見到小女孩看到狗時臉上的表情。我想起她眼睛睜得大大的模樣、叫著媽媽時那種愉悅的聲音，還有她的雙腳在桌子底下興奮地晃來晃去。我心中的光感覺更明亮了。

我接下來的計畫，帶我穿過了一個溼漉漉的公園，裡面會有鴨子搖搖擺擺地穿越小徑，繞過我去年聽夏日演唱會的露天圓形小劇場，就會到達一個在繁忙城市裡有如綠洲般很特別的地方。那是一間溫室，一間由玻璃打造的小小圓頂建築，有一瞬間令我想到咖啡店裡的蛋糕架。我站著看了一會兒，發現霧緊緊纏著樹木，看起來很厚，彷彿我正在為公園披上一條披巾。是我嗎？我搖一搖頭，甩開這個念頭，拉開重重的玻璃門，裡面溼熱的空氣迎面而來。

因為上次來的時候數過，我知道這間溫室裡種了一百多種蘭花。我站在入口處，閉上眼睛，吸進溫暖土壤的味道，還有花開的濃濃香草味。我把外套掛在門旁的鉤子上，開始沿著花徑走。溫暖、潮溼的空氣輕柔地進入我的肺部，還有蘭花多變的顏色與形狀，型態各異的攀爬卷鬚與鮮豔花瓣，令我忘卻腦中所有思緒。我只是觀看著、欣賞著，盡量不去觸摸。我邊走邊慢慢唸出這些花的名稱，試著記住它們。三尖蘭（Masdevillia）、夜夫人白拉索蘭（Brassavolanodosa）、顎唇蘭（Maxillaria）、大花萬代

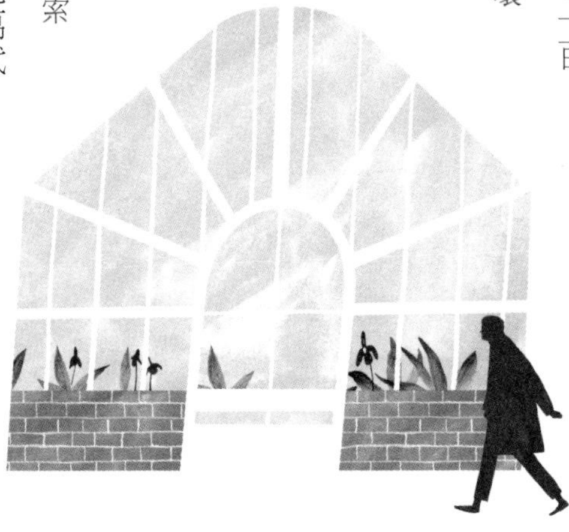

蘭（Vanda coerulea）、蛾形文心蘭（Psychopsis）和狐狸尾蘭（Rhynchostylis）。

幾年前，有位很長壽的朋友，我在她生命的最後幾年才認識她。她很愛蘭花，我去看她的時候，她都會帶我去看她的蘭花收藏。她承認，她一直沒有真正掌握在蘭花第一次開花之後，讓它們繼續活著的技巧。

她聳聳肩說：「無所謂，我喜歡它們，所以我會多買一點，我能活多久，就會買多久。」

她也的確這麼做了。我想她一定會很愛這個地方，於是幫她多看了一下這些盛開的花，在她的地方，好像她能透過我感受到賞花的愉悅。

我離開那小小的溫室，拉上外套拉鍊，走進較冷的空氣中，發現霧散去了一些。四周亮了起來，頭上方的天空出現一點點黃光。我把手插進口袋，在一側摸到一支薄荷護唇膏，另一側找到一盒肉桂薄荷糖。我想著從朋友身上學到的事，就是要讓自己擁有源源不絕的微小樂趣，讓生活能夠更甜美一些些：一小杯濃縮咖啡、一雙能踩過小水坑的雨靴、薄荷護唇膏，還有像這樣計劃讓沉重心情輕鬆起來的日子。

即使在等待即將到來的第一抹春意時，仍可以去品嘗這麼多微小的樂趣。

祝你有個好夢。

世外桃源

夏天要結束的時候，我們就把這個地方記在手帳上，因為知道，到冬至時，我們會需要一個避冬的地方。

若能從嚴寒、一片灰暗的天色中，跑到陽光普照、炎熱、有徐徐海風、野鳥叫聲、斜斜的棕櫚樹間掛著吊床的地方，將是一種解脫。在出發的前一週，我發現自己像是再過幾天就要放暑假的小孩，殷殷期盼著日子到來，晚上在月曆上劃掉日期數字，心情愉悅地做著家事，開始這裡打包一點，那裡打包一點，慢慢清空冰箱。

我們開始處理最後的食材，做了幾道東拼西湊的奇特餐點：一碗用每種剩餘的食材煮成的湯、幾盤用僅剩的一條麵包做成的法式吐司，還有一碗幾乎都是小番茄的沙拉——我還以為這些番茄早就吃完了。還有甜點，我們努力吞下了許多香蕉。我們毫不介意，嘲笑著這份好笑的菜單，互碰了一下酒杯，半滿的酒杯裡是我們剩下的最後一點酒。

出發日終於到來，我們起了個大早，眨眨眼，打了呵欠，安靜地穿上衣服，把行李放進車子。接著，是整天的旅途，我們偶爾對彼此眨眨眼，像是祕密暗號，意思是：「我們要去度假了！」也會開心地微笑。

不知不覺中，我們已經抵達目的地，踏上一個空氣溼熱的全新所在。這真是現代世界的奇蹟：醒來時是在地球上的某一處、某一個地點、某一個季節，幾個小時之後，就到了幾乎完全相反的地方，跟出發地截然不同。

不久，我們就在一個面海的房間安頓下來。房裡有一張大床，床上有厚實的枕頭、平整的白色亞麻床單，還連接著一個陽台。我們把陽台的門推開，讓海浪拍打的聲音充滿整個房間。我們靠著陽台傾身向前，手搭在彼此的肩上，打量了一下海灘的長度，身上還是在寒冷地區醒來時穿的牛仔褲與毛衣。在避冬之旅的一開始就覺得一切都很順利，感覺真美好。我們有好幾天的時間，只需要休息、玩耍、看書、泡在海裡、在沙灘上散步。我興奮地拍了一下手，大聲說：「最後跑到海裡的是笨蛋。」我們蹦蹦跳跳地脫去身上冬天的衣物，在袋子裡找防晒乳、泳衣和夾腳拖。

沒多久，我們就建立了一套作息流程。能睡到多晚就睡多晚，點一壺咖啡、水果拼盤與吐司，腳翹在陽台上享用早餐。然後換上衣服，到海灘上散步很久，從頭走到尾，手牽著手，赤腳沿著海水邊緣走，時而聊天、時而安靜。有時我們只是站著，看著碎浪，注視鳥兒向下俯衝，潛進海裡，魚兒跳躍。有幾家人也在散步、游泳。然後，我們會找個遮蔭處，找點喝的，接著沉浸在一本又一本的書裡。覺得熱了，我們就涉水到海裡，讓熱氣消散，玩水，漂浮，直到我們餓了、渴了，或準備好再回去晒太陽。下午，太陽逐漸沒入地平線時，我們就會拖著滿是鹽巴與沙子的身子回房間，沖個冷水澡，洗滌陽光輕吻過的皮膚，躺在乾淨、平整的床單上，再睡個第三或第四次的午覺。

偶爾，我們會稍微花點功夫、打扮一下，到某個有露天陽台的餐廳吃晚餐，享受幾盤當地的美味佳餚、喝幾杯酒，或是在夜晚溫暖的空氣中、串串燈光下臉貼臉地跳個慢舞。有時候，我們也會樂意訂一些客房服務，躺在床上看電視，聽海浪拍打沙灘的聲音。

這一週接近尾聲時，我覺得自己恢復了精神。我的皮膚和頭髮受到陽光、海鹽的滋養，感覺很健康，能夠再迎接回家後還有幾週寒冷、下雪的日子，現在我已經儲備好滿滿的回憶——那種全身被太陽晒得快活、暖烘烘的感覺。回家後，我們很快就會看到鳥兒歸巢，隨著春雪融化，河水上漲，再一個月左右，光禿禿的黑土就會因水仙和番紅花的初芽而出現生氣。過沒多久，農夫市集上就會出現大黃，我們會翻閱種籽目錄，計劃在花園裡種點什麼。我想，我會很願意回到我們自己的床上，把衣服都洗乾淨、摺得整整齊齊的，感覺也一定很棒。

有一個世外桃源，讓你能夠暫時離開日復一日的生活，打破日常的規則，是多麼棒的事啊！而且之後，還有個雖然非常不同，但同樣令人喜愛的地方可以回去。

祝你有個好夢。

在窗內觀看冬日景象

我從屋前的窗戶，看著可能是冬天最後的一場大雪。這場雪已經在附近的草坪、屋頂上積出一層層厚如毛毯的雪。我猜，現在我們已經準備好迎接春天的到來，但還可以接受再過一天欣賞落雪的靜謐魅力的日子，再用一個下午，戴著手套做雪球、堆雪人，再一次從公園的小丘上騎平底雪橇滑下來。

我不知道我是否要再滑一次雪橇，但我想要在舒適溫暖的客廳裡看著窗外，腳穿厚襪，爐上的茶壺正嘶嘶作響。幾個鄰居小孩全身包得厚厚的，幾乎動彈不得，慢慢走上街道，用細細的繩子拖著雪橇與圓形滑雪板。他們即使穿著靴子與雪褲，還是有辦法蹦蹦跳跳、跑到前面再回頭叫他們的朋友與妹妹走快一點。那座滑雪小丘正在等他們呢。

小時候，我家附近有一座不錯的小山丘，我還記得從上面彈跳著滑下來的快感，我們兩、三個人擠在一個雪橇上，緊緊抓住它破舊的韁繩——還有彼此。速度越來越快時，便大聲尖叫。我們會在滑到底的時候翻車，或是衝進雪堆，然後我們會躍然起身，把臉上的雪花撥掉，再衝回小山頂。到某個時間點，可能是天氣變了，或是我們其中一人的爸媽把我們趕回室內取暖。我們會把沾滿雪的外套、帽子脫下來，放在暖爐上烘乾，但通常在衣服變乾之前，我們又會把衣物穿上，跑去小山丘玩。

我走進廚房，倒出水壺裡冒著蒸氣的水，丟進一包茶包，慢慢地上下晃動茶包，看著國寶茶的紅棕顏色在水中像墨水般擴散開來。我到櫥櫃拿出一包前一天買的餅乾。

那時我推著推車，在雜貨店的走道間逛，腦中反覆想著當天遇到的事。此時我看到一款小時候吃過的熟悉橘色包裝餅乾，但長大後就沒吃了。餅乾是風車形狀，呈現烤過的淺棕色，麵糰裡有灑上杏仁片。瞬間，我便忘了那些困擾我的紛亂思緒，伸手拿了那包貨架上的餅乾。餅乾名稱的設計跟我小時候一模一樣，粗粗的筆畫，有一點暈開，像印在老式的印刷品上。品牌的標誌是個模糊的風車與家族姓氏，我翻到背面，看到它仍是產自北方的一個小鎮。我突然非常感激，這些餅乾從北方風塵僕僕地來到這裡，到我家附近的商店貨架上。我撫平包裝，透過玻璃紙看著裡面的餅乾，它們的形狀並不完美，每一個都有點不標準，有些顏色深一點、有些厚一點或淺一點。我立刻就把這包餅乾放進推車，之後就很期待拿它們配茶喝。

我曾在祖父母家吃到這種餅乾。仔細回想，我不記得在其他任何地方吃過這款餅乾。我拿出一個盤子，倒了一些風車餅乾，端到前窗邊的椅子旁。我坐進去，盤起一條腿，在腿上鋪條毯子，拿了一片餅乾。我把餅乾湊近鼻子，聞一下它甜甜的味道。裡面加了點香料，我聞到丁香、肉荳蔻、肉桂和一絲絲有櫻桃甜味的杏仁。我咬了一口，餅乾有點脆脆乾乾的，但這滋味瞬間就把我帶回到祖父母家的廚房。

他們的房子不大，有一個小小前廊，窩在一片高聳的老樹林中間，這些樹帶來大片的陰影。他們的房間裡堆滿許多舊照片，還有我父親的玩具。不過，他們的廚房有一個能看到後院的大三角窗。天色明亮、陽光和煦。

我祖母會把風車餅乾放在櫥櫃最裡面，藏在一罐麵粉罐後面，這樣我祖父就不可能無意間發現。祖母和我會把整包餅乾拿到桌上，她配咖啡，我配熱可可，我們會把餅乾泡在飲料中，一邊看松鼠在電纜線上追逐，一邊慢慢地吃。或許，我喜歡安靜地望著窗外，就是遺傳自我祖母吧。

在這個下雪天看著外面時，我舉起杯子敬祖母，也敬我們在廚房裡共同的回憶，然後慢慢喝一口茶，把餅乾一起吞下去。又有幾個小孩跑去小山丘上找朋友玩，他們把手套用細繩掛在手腕上晃來晃去。我看到鄰居家院子裡無花果樹光禿禿的樹枝上積著雪，乾乾淨淨的，夕陽在天空布滿斜斜的桃橙色光。沒錯，我會歡迎春天到來，但我也樂意窩在家中久一點，看著雪落下。

祝你有個好夢。

日場電影

我們的孩子年紀還小、剛搬進來這間房子的時候，認識了附近一群親切的家長與小孩，他們都很樂意安排遊戲聚會。

我們會把小孩帶到其中一家人的後院或地下室的遊戲間，孩子們就會四處跑、比賽、玩家家酒、扮裝、發明出一百種新遊戲，用沙發靠墊與毯子建造堡壘。他們偶爾會停下來吃點心，狂飲一杯果汁，把杯子遞給距離最近的大人，就回去忙他們手邊的要緊事——像個孩子那樣玩樂。

小孩總是會長大，才一下子的時間，他們就騎著單車在街頭巷尾跑。他們在車道上打籃球，籃球彈跳的穩定節奏成了大多數夏日午後的配音。完成家事或作業後，他們會衝出去找朋友，掃視街上哪一家前院草坪上有三、四輛放倒的腳踏車，就知道朋友在哪。他們玩的遊戲改變了，但並沒有結束。當他們漸漸長大，開始去追求自己的人生，我領悟到我堅守的教訓：不管活到幾歲，永遠不要忘記玩樂。

事實上，身為大人的我，也喜歡時常安排自己的遊戲聚會。雖然仍保留了一些最初的元素，像是點心、有時候玩扮裝、偶爾用枕頭蓋堡壘，但現在我們安靜多了。有時候，我甚至會自己玩那些遊戲。

今天就是像這樣的一天。我前一晚忽然同時發現幾件事，所以計劃了一下。首先，我原本就預計給自己放假，不如就今天吧。再來，市區電影院正在上映一部我很想去看的電影。第三，電影院對面有家不錯的咖啡館，我已經想著它們的食物好幾個禮拜了。我先一個人看場電影，再吃個美味的餐點，真令人開心。我臉上掛著微笑入睡，醒來時充滿活力，準備迎接這一天。

我看了一下那場電影的時刻表，發現剛好中午左右有一個場次。太好了。我決定穿著睡袍和拖鞋懶懶地躺一會兒，然後在電影開演之前，慢慢悠閒地吃個早午餐。我的床頭櫃上放了一本小說，還沒看完，所以我拿著那本書和一杯剛泡的茶，走到窗前的扶手椅坐下，把腳擱在椅凳上，開始讀了起來。有時，我聽到我的貓項圈上的鈴鐺輕聲作響，看到牠的尾巴末端在房間裡的家具旁繞圈圈。牠跟所有的貓一樣，終於好整以暇地漫步到我椅子旁。牠喵了一聲。我鼓勵牠：「上來吧。」牠又喵了一聲。我撫平大腿上睡袍的軟毛，讓牠知道有個位子在等牠。「喵。」我用力拍拍大腿。貓到底都是怎麼辦到的呢？是牠想要來跟我坐，不是我要牠來的，結果現在卻是我求牠跳上來。

牠舉起一隻貓爪，靠近嘴邊，梳理牠的耳朵一會兒，讓我知道牠有自己的事要忙。我回頭看書，沒多久，牠就跳到我的腿上。牠伸開四肢懶懶地躺在我腿上，我把一隻手放在牠柔軟的毛上。我看書，牠發出呼嚕聲，那呼嚕聲的韻律好像也在我內心迴響，於是我把書放到一旁，把頭往後靠在靠枕上，閉上眼睛。

我覺得很平靜、滿足。我在某處讀過，貓的呼嚕聲是有療癒力的，這跟震動頻率有關，是某一個具有療癒功效的赫茲，能讓貓和你的體內釋放出腦內啡。我確定應該是跟這有關，但我會感到放鬆開心，主要是因為牠也很放鬆開心。這跟我煮好一頓美味餐點，看著別人享用，或是當孩子從大學回來，我早上偷看他們熟睡的樣子，是一樣的感覺。看到我所愛的人得到他們所需的東西，就是我所知最棒的良藥了。

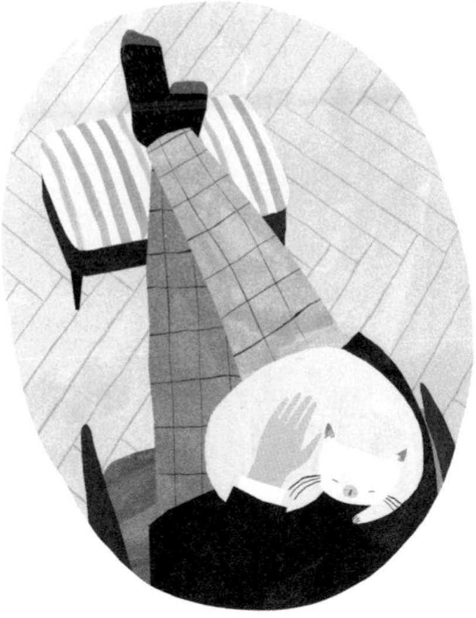

想到美味餐點，我才發現自己餓了。我喝下杯子裡的最後一點茶，上身往前把貓

抱起來。我把牠放在我坐的位子上，就去換衣服。幾分鐘後，我便踏入冷冽的冬末空氣中。季節交接時節，天氣也來回變化，我們便遇上幾天融雪又結冰的日子。樹枝與屋頂上仍有雪，但已經存在幾個月的雪堆逐漸變薄，人行道也不再結冰，乾乾淨淨的。我發動車子，倒車，開上街，開了很長的路穿過鄰近區域，抵達大街。

大家都在上班，小朋友都在上課，我正要去吃早午餐。我笑了。我們偶爾都應該翹個課。我找到停車位，小小散步了一下。我停在一個街角，往下看大道上沿著人行道種植的一排小樹，都用鐵柵欄小心地圍著。每棵樹的一根樹枝上，都掛有一個心型裝飾冰塊，裡面裝著鳥飼料。我看了一會兒，有一隻小鳥停在上面，啄了幾口，想吃裡面的飼料。我覺得這些冰餵鳥器不是市政單位的人掛上去的，是有人做了這些愛心飼料，再用耐用的細繩掛上去的。他們在某個冷天來到這裡，想確保鳥兒們有東西吃，街上也能變得友善一點。

我想去的咖啡館滿多人的，但並未滿座，我找到靠近窗戶的一個小圓桌坐著，點了聽起來很棒的食物：一份淋上自製榛果巧克力醬的鬆餅，還有一杯有粉紅果肉的葡萄柚汁。

服務生把餐點送到我面前時，我花了一點時間欣賞：一疊棕金色的鬆餅，上面有滿滿的巧克力醬，切片香蕉呈扇形鋪在一旁。鬆餅甜甜的香氣冒上來，讓我想到剛出爐的甜甜圈。我口水快流下來了，在腿上鋪了餐巾紙，開始用餐。我吃得心滿意足，享受每一口，最後喝下酸酸的果汁。

我看看手錶，時間快到了。我付了錢，匆匆過街去買我的電影票。日場的觀眾人數不多，因此我們在黑暗中分散著坐。這部電影是我特別為今天挑的，是我最喜歡的一部老電影的懷舊重製版，我多年前帶小孩看過原版，所以確定這部重新詮釋的作品裡會充滿好聽的歌曲與熟悉的角色。我可能會哭，雖然這沒什麼好不好意思的，但我在拭淚與擤鼻涕時，還是希望有點隱私。想到我的小孩會如何看待他們的媽媽計劃要在遊戲聚會裡大哭一場，我就笑了，但我猜有一天，他們可能也會有相同的感受。我檢查了一下口袋裡藏的衛生紙，把臉轉向螢幕，燈光漸暗，序幕開始。

祝你有個好夢。

春雨

雪已經消失無蹤，偶爾起風時，我能聞到一絲春天的氣息，從冬日邊緣躡手躡腳地冒出來。

白天還是很短且昏暗，但帶著希望，萬物已開始甦醒，轉變即將來臨。

那天早上，下了一場連綿的雨，洗去最後幾處頑固的結冰區，滲透到裸露的黑土中。最近我待在室內太久了，需要伸展一下雙腿，去看看、聽聽、思考新的事物。因此，我穿上黃色雨靴與外套，從衣櫃最裡面找出傘。那是一把舊黑傘，傘柄是木頭刻成的，握起來手感很好。我踏出前門、打開傘的時候，傘骨連接處雖然發出了一點聲音，但還是順利張開，在我頭頂上撐出另一方天地。能走在自己的小泡泡裡，我很滿意。

穿著雨靴最棒的一件事，就是你可以直接往前走、濺起水花，像小時候那樣無所顧忌地踢著水坑，勇敢踩進爛泥地。我沿著大街小巷一路濺起水花走，直到進入市中心。我其實沒有什麼計畫，我可能會走進幾個地方停留，但我現在只想走一走，所以就一路走過公園、繞過赤褐色砂石建築，看著我的腳踩踏在人行道上，把雨傘稍微往後仰，讓新鮮的早春空氣冷卻臉頰熱度。最後，我繞完市區邊緣一圈，慢慢朝著市中心的商店與咖啡館走去。

咖啡館的窗戶邊緣蒙上蒸氣，裡面坐滿學生，桌上攤著一本本書，家長把嬰兒車放在桌邊。文具店的員工正在掛上新的櫥窗擺設——冬天的雪花片片落下，藍色的大雨滴與含苞的鬱金香正要被張貼到它們的位置上。我經過一排窗戶，裡面排得滿滿的辦公桌旁，人們忙碌地工作著。有個女人看起來在沉思，盯著窗外落下的雨滴與上下擺動經過的雨傘。我覺得她很希望能跟我們一起穿著雨靴在外面走，決定在回家路上幫她多踩幾個水坑。

轉角有一間黑膠唱片行，窗戶上貼著海報，裡面只有寥寥數人在箱子裡翻找，因此我在門邊把雨傘收起來，走進去。那間店小小窄窄的，沿牆邊放著一些很深的木箱子，店內的味道很好聞，讓我想起書店的平裝書區。我把傘放進店家的傘架，逛完這面牆，又逛到下一面牆，翻看那些專輯，有時拿起一張，看看裡面的藝術設計與註記。我研究了一下有深色霧面封面的舊爵士樂專輯，還有今年才壓製的仿舊唱片。我瀏覽一箱一九四五年的唱片，封套多已佚失，上面寫著原物主的名字，墨水已褪色。我找到一張小時候媽媽經常放的專輯，有一會兒，它帶我回到七、八歲時的一個夏日夜晚，太陽正要西沉，我站在後院，透過廚房窗戶看著媽媽邊洗碗、邊跟著音樂唱歌。我呆呆地望著她，她好漂亮。

我把那張唱片拿到櫃檯，付了錢。我把雨傘抽出傘架時，看到一疊當地的雜誌與報紙，上頭有現場音樂與活動的廣告。我抽了幾張，跟我買的專輯夾在一起，便走回街上。雨還在下，但冷空氣吹到臉上時，我卻覺得神清氣爽。我再多走了一會兒，小心地把唱片夾在腋下，也記得幫那個夢想踩水坑的辦公室員工多濺起幾道水花。我原本還想要再多逛幾間店，或停下來買杯熱飲，但我迫不及待想聽我買的唱片。我很快就回到自家門廊，開心地把雨靴、大衣脫掉。我把雨傘抖一抖，放進門邊的傘架，讓它滴水。雖然我也喜歡涼涼的空氣，卻覺得此刻我溫暖的房子像個綠洲。

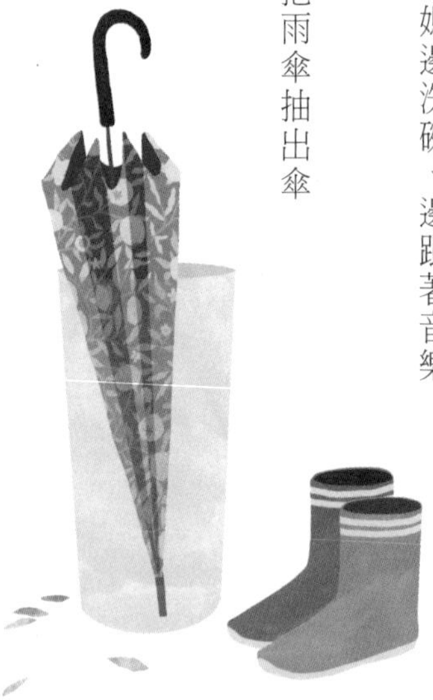

下午房間的光線昏暗，我打開黑膠唱機旁邊的閱讀燈，彎腰把唱機蓋子打開。我把唱片從封套裡倒出來，放在轉盤上。黑膠唱機底盤上，有一個小硬紙盒，裝著一個絲絨刷，我會用這把刷子輕輕拂去唱片表面的灰塵。轉盤在我的操作下開始順利轉動，唱片也開始旋轉。當唱針平穩地放在溝槽上，第一個樂音響起，我才發現我還記得歌詞裡的每一個字。我邊跟著唱，邊在客廳裡跳舞，發現我還知道下一首歌是什麼。

很快地，我就把家裡的專輯都排放在地板上，剩下的午後時光，伴隨著音樂的，還有我從唱片行拿的雜誌與報紙，我在某些頁面上摺了角，標註一些我可能想去看的表演。當季節轉變，期待接下來幾個月你可能喜歡做的事、計劃一些冒險活動，去看看、聽聽或想想一些新事物，是很重要的。

祝你有個好夢。

關店時刻

再幾分鐘就六點了，店裡空無一人。我整理著書架，把書推進去，形成整齊的行列，再把一些錯置的書歸位。我清理了櫃檯，把一疊書籤整齊地放在收銀機旁，鎖上收銀機。我們這間小店一直很忙，但現在終於沒人了，該是營業中的掛牌翻面至休息中的時候。

這間店面小小的，位於鬧區的街上，在一棟老建築裡，鋪著寬條木地板，有高高的拱形天花板，與一盞古老的鍛鐵吊燈。沿著其中一面牆的那道長長的櫃檯，從好幾代之前、這邊還是間五金行的時候就存在了，還有一排面向人行道的落地窗。書店內有幾處舒服的閱讀角落，放著幾個抱枕，牆上掛著一幅幅插畫。如果你答應會小心的話，也可以帶一杯飲料進來，我們有幾個客人會在午餐時間過來，安靜地喝飲料、翻幾頁書，有時偷偷摸摸地從口袋中拿出三明治或蘋果咬上幾口。我們不介意，他們喜歡書，對我們來說那就夠了。

其中一個角落設置在店的前窗口，有點像個以木鑲板為頂的涼亭，你可以稍微躲在裡面，但還是能往外看見街上熙來攘往的行人。亭子裡是非洲、歐洲、日本城市的地圖，還有一幅中土世界與小熊維尼的百畝森林的地圖，甚至有一幅費洛伊魔法世界（Fillory）的手繪地圖（如果你的書一開始就有張地圖，你就知道自己挑了本好書）。員工與客人一致同意這裡是店裡最棒的座位，雖然這個位子總是有人坐，但大家都尊重它的價值，不會徘徊不去，等著要坐。

我停止巡視店裡，回到例行工作上。首先，我去鎖後門，那是一道沉重的木門，歷史跟建築物一樣悠久，帶有鑲板與幾片波浪形玻璃窗格。我鎖上門，放下窗簾。我關上後方走廊與洗手間的燈，把辦公室的門關上，走到前門。前門也相當厚重，但有一扇紗門，天氣只要夠暖，我們就會使用，讓外頭的新鮮空氣與書本的味道融合在一起。我把門關上，拴上門栓，對著上方的門鈴微笑。我喜歡聽到早上第一個顧客進門時門鈴響起的聲音，但也喜歡在晚上關門時，知道它有一段時間不會再響。

我靠著門站了一會兒。這是很適合觀看路人的時刻，春日的陽光讓他們瞇著眼、帶著微笑，踏上從公司或學校回家的路。店裡靜悄悄的。我們沒放音樂，因為覺得我們比較像是圖書館，而不是有許多書的聚會場所，因此我只聽得到時鐘滴答走動的聲音，還有街上傳來的模糊聲響。不可否認，我正在讓這一刻持續久一點，正在讓自己等待。我喜歡賣書，與書為伍，討論書，但也喜歡獨自一人，讀著書，而那正是我在一天的尾聲時要做的事。走回凌亂的小辦公室，我心裡充滿期待。辦公室裡有電熱水壺、幾個馬克杯，還有一位客人帶來的餅乾，一週前，我花了一小時跟他一起挑選食譜。我輕輕打開熱水壺的開關，把幾盒茶挪來挪去，終於選了一盒肉桂印度香料茶。辦公室的角落有個小冰箱，我總是備有足夠的杏仁奶，因為大家最喜歡在茶裡面加一點杏仁奶。我在加了奶的茶中加點糖，拿了餅乾與書，到窗邊的座位。我正要開始讀一系列書的第二集。我很喜歡第一集，等了一年多才盼到手上這本新書。第一次讀一本好書的機會只有一次，所以我滿心期待。

我慢慢地安頓好，確定我的茶、餅乾與背後的靠墊都放在正確的位置。一切就緒之後，我脫掉鞋子，把腳伸直放到椅子上，啜飲著茶，慢慢吃一片餅乾，花更久的時間望著窗外。

然後，我慢慢地深吸一口氣，吐氣，打開我的書。

祝你有個好夢。

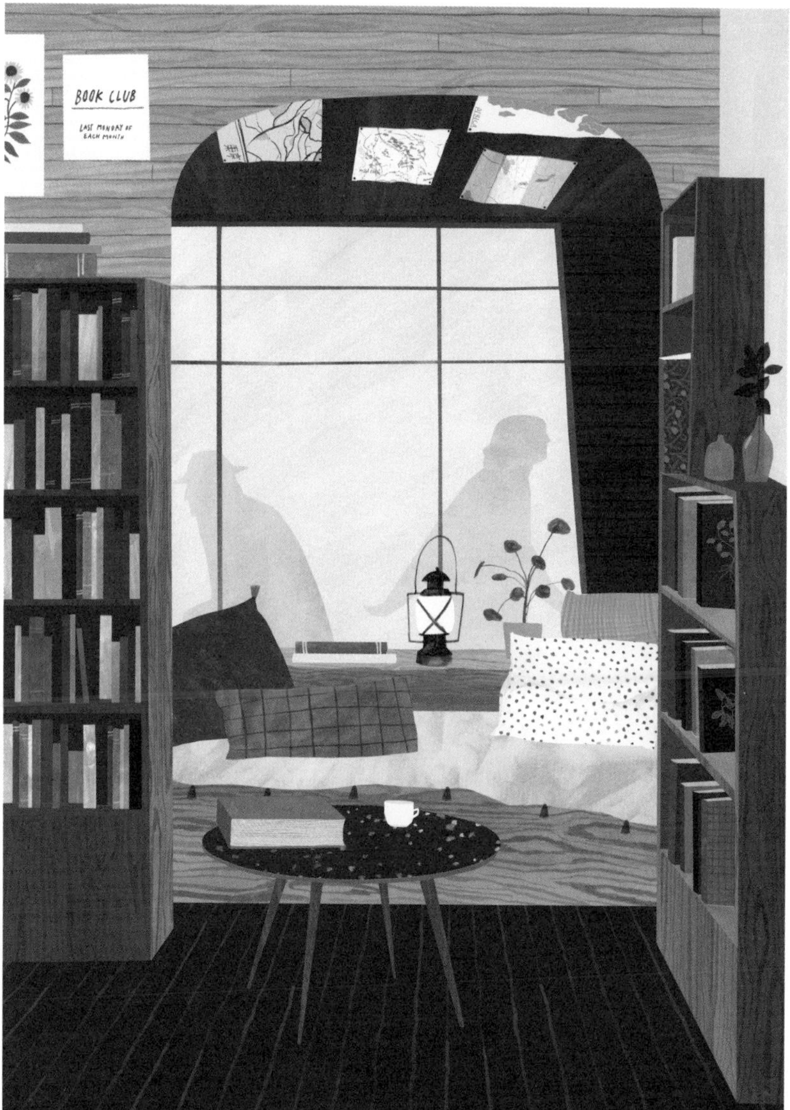
BOOK CLUB
LAST MONDAY OF EACH MONTH

蘆筍田

今早的春日空氣暖暖甜甜的，我正開車經過小鎮外光禿禿的丘陵農地。我正要去探訪爺爺，他還是會每年把一整個花園種滿植物，忙著在屋裡屋外修理壞掉的東西、閱讀，還有煮一鍋鍋的蔬菜湯。樹木開始萌芽，望向地平線時，可以看到樹枝上的淺綠色光暈，感覺像是第一個真正的徵兆——冬天真的結束了，將迎來更長、更明亮的白天。我開到一座小山丘頂的時候，看到一顆熱氣球飄在一排樹木上方。距離很近，又出乎意料，立刻讓我開心地笑了。那顆熱氣球的顏色明亮，有用閃亮布料製成的螺旋形彩帶，在空中飄盪著。我看得到熱氣球籃子裡有幾名乘客，想著他們今天會看到什麼：粉橘色的早晨天空、一格格整齊有序的田地、剛抽芽的樹木、行進中的車子——全都是從一個不尋常的全新視角看到的。

你曾有過某個不確定是否為真的記憶嗎？你懷疑這可能是一場夢，但它感覺很舒服自在，不像在夢裡。看著那顆熱氣球在眼前上升到空中時，一個記憶出現在我腦海，非常強烈而清楚，讓我覺得那應該是真的發生過。我坐在一座高山懸崖邊，周圍都是熱氣球。有些距離很近、看得很清楚又色彩鮮明，其他只是遠處的小點。有十幾顆熱氣球，也可能更多，我只是坐著，看著它們在開闊的天空中移動。我記得自己還在想，如果其中有個籃子掛著一條繩子，可能會掃過我身邊，那樣我就能抓住它，被拉去進行一場冒險。

我越努力想著那一刻——雖然感覺很真實——就越懷疑那應該是我做的夢或聽過的故事的記憶。我完全想不起自己曾去過哪個會發生這種事的地方，或是在什麼時候，或任何確切的相關細節。道路轉了個彎，我就看不到熱氣球了，不過我一直想著偽裝成記憶的夢。

小時候，我一直確信我在海邊的一顆凸出岩石裡找到了一座祕密洞穴。那是在一片石牆中的縫隙，我可以穿過去，我發現裡面是個廣闊的空間，佈滿了閃閃發光的石頭、瀑布與淺淺的湖。有鐘乳石和石筍，其中一些在中間的尖端處相連，我用手撫過它們的表面，感覺既凹凸不平又光滑。洞穴裡的氣味摻雜著鹹鹹的海水味與悶熱的夏天空氣，我很確定自己身處的一定是一個等著被發掘的藏寶箱。我想，我一直把這個記憶藏在腦海深處，因為知道這經不起太多大人的仔細檢視。畢竟，在我成長過程中，我們去過的湖周圍都不是陡峭的懸崖，而是沙地或被茂密的樹木圍繞，裡面都是淡水，而非鹹水。

我猜我一直不想承認那只是個故事，因此多年來都把這段回憶束之高閣，任其蒙塵，未曾檢視。

我現在已經不大介意知道這些鮮明又看似真實的回憶碎片，有很高的機率是虛構的，我猜這是年紀漸長的標記。我還小的時候，這些回憶似乎證明了世界上存在著某些神奇、超乎尋常的事，而我迫切希望它們是真的，但現在，尋常的事物對我來說，比飛行或發現被人遺忘許久的寶藏的幻想還要神奇。

我想到爺爺在他的工作室裡將一塊樹瘤變成一個碗——用砂紙打磨、雕刻、刨平，直到這個碗能用來盛裝從他樹上掉下來的青黃色蘋果。我想到那顆長了樹瘤的樹，那扭曲的樹結是環繞著受傷或感染處形成的，但卻能產生出美麗的螺旋紋理。有時人也是一樣，會從艱困時刻中創造出美好的結果。這對我來說就夠神奇了。

輪子底下的路已經轉為泥土地，我很快就在爺爺家門前停好車。那間房子雖小，但對他來說夠大，有個院子與花園，面積比房屋大上許多倍。我找到他，他正在蘋果樹後方的草地裡搜集樹枝、小枯枝。我在他滿是皺紋、軟軟的臉頰上吻一下，也開始彎腰撿拾柴薪。他有座放滿風乾木材的棚子，以備冬天生火所需，我們可以把這些都放進他的儲藏室。我們邊工作，邊聊天，看到他因關節炎而動作有點困難，那已是他日常生活的一部分。他的關節無法隨心所欲地彎曲與伸直，但他非常有耐心，我們就動作慢一點，聊天消磨時間。他從地上採了一個七葉樹果實，遞給我，說：「拿著，如果你在口袋裡放一顆七葉樹果實，大象就永遠不會踩到你的腳。」我能跟說出這種智慧之語的人爭辯什麼呢？

我們撿完樹枝、放進棚子，就停下工作，站在一塊現在是光禿禿的泥土地的菜田旁，他指著哪裡會種玉米、哪裡會種四季豆。他總是在他的花園裡嘗試種新東西，屋裡還有一袋袋種籽要給我看。我從麵包店買了一些貝果，在午餐前可以先吃個點心，於是我們轉身走進屋子。他停下腳步，指著一條寬闊的土溝，上面冒出一些菜苗。那是一塊新的蘆筍田，他的舊蘆筍田在前一年終於停種了。

我跟他說：「很棒，什麼時候能採收？」

他說：「喔，大概三年就可以了。」同時對我眨個眼。我看著他走進屋裡，把手插入口袋，摸著他給我的七葉樹果實。我心裡想著：「這不是夢。這就是現在發生的事。要記住。」

祝你有個好夢。

我心裡想著：「這不是夢。
這就是現在發生的事。
要記住。」

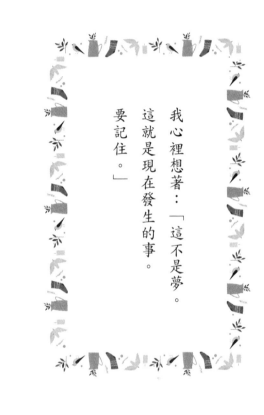

先這個，再那個

幾年前，一位朋友給了我一個很有用的建議。我那時對餐盤裡的太多菜感到不知所措，吃得很急，接著就開始上氣不接下氣、食物從口中噴濺出來，搞得精疲力盡。他伸出手握住我的手臂，看著我的眼睛說：「先這個，再那個。」我們一起做了一次深呼吸，我就笑了。友人簡單的建議，有如陽光穿透進黑暗。當然啦，我讓思緒跑得太快，鐵定會吃不消。我反而需要一次只做一件事，才能找到從自己所在之處到目的地的方法。後來每當有許多工作要完成，我就會對自己說這句朋友的忠告，在享受一些事物時也是。這句話成了我心靈的基石，一個使我慢下來的方法，如此一來，無論我在做什麼事，都能是經過計畫，而非未經思考。

今天早上，我就對自己說這句話。我將窗簾推到兩側，一個接一個地拉開百葉窗。早春的陽光溫暖明亮，不知為何，跟僅一週之前的冬日陽光相比，感受截然不同。我還無法打開窗戶，讓新鮮空氣進來，因為外頭還是太冷了，但我能夠讓光照進來，我也這麼做了。我走到每個房間裡的每一扇窗前，讓陽光把眼睛照得睜不開，我站在斜射進來的光線裡，想著：「先這個，再那個。」

屋子裡充滿明亮的日光，感覺都不一樣了，用一天的春季大掃除，清掉一些冬天的遺跡，讓我覺得很興奮。不是每個人都期待這樣的日子，但我喜歡。我喜歡把東西放回原位，收拾，整理，最後再退後一步看看東西擺得整整齊齊的樣子。我很久以前就發現，如果我的房間凌亂不堪，思緒似乎也會一樣亂糟糟。當東西收納得有條不紊，我就覺得充滿活力、頭腦清晰，因此我很開心能夠捲起袖管，讓家裡恢復整潔。

今天一大早，我補充好餵鳥器裡的種籽，進門時注意到我的衣帽架。上面掛滿了圍巾、厚重外套、帽子，口袋裡露出一支支手套，地上還擺著一堆靴子。我手叉著腰站在衣帽架前，說：「先這個。」

我走過那堆靴子，把外套移到衣櫃深處，把圍巾摺好放到籃子裡，再整理剩下的東西。我真的搞丟了一支我最喜歡的手套，我決定不再糾結，把剩下孤零零的那一支也丟了。我手探進口袋，拿出電影票根、皺皺的紙條。從最後一個口袋，我拉出一張嶄新的十元鈔票。真棒！我大笑出聲，在口袋裡找到錢的喜悅從未稍減，不管是十元、三十元或（我希望是）八十元，都一樣令人愉快。

接下來，我走到廚房的櫃子，把快喝完的不同茶包裝到同一盒，撤下一些可能更適合別人的食譜書。我們附近有一個放這類東西的回收點，是一間小儲藏室，你可以留下一本看完的書，以及你原本想要學著使用、但從來沒用過的炒菜鍋，或是仍然很喜歡、但已經不再合身的毛衣。上禮拜，我散步時去看了一下，發現一本小詩集，作者我從來沒聽過，大小剛好適合放進我春天穿的夾克。我在公車站等車、在咖啡廳排隊買咖啡時，都會打開讀個幾行。

整理完衣櫃與櫥櫃，我已清出一袋等著找到下一個主人的東西。我把這個袋子放在後門邊，想著如果太陽再晚一點下山，我就能在天黑之前，走路把它帶去那間儲藏室。

我的事情都做得差不多了，房間煥然一新，歡迎人住進去。我把水壺放在爐上，開火。水在加熱的時候，我挑揀著櫃檯上的舊陶瓷花瓶裡的花束。這是我幾天前在轉角的雜貨店買的，幾根莖很粗的百合，周圍搭配一些綠葉。百合正要開花，我掐掉花絲與花藥。手指沾到一些花粉，我便在水龍頭底下沖洗了一下。我想到花園裡沉睡的球莖植物即將甦醒，鳥兒在仍舊光禿禿的樹枝上築巢，還有在地底洞穴裡的兔子家族正在增加成員。義大利文的春天是「primavera」，是由意為「第一」與「真實」的兩個字所組成。是的，雖然今年只過了幾個月，但春天是一年當中第一個真實的時刻。

我帶著杯子，坐到一張椅子上，面對裝得滿滿的餵鳥器。紅雀、灰噪鴉、哀鴿正啄著種籽，在黑土上跳來跳去。我們今天都把家整理好了。我在椅子上伸了個懶腰，午後的光線照在我的皮膚上，很溫暖。我伸手拿了一本書，想著要讀個一、兩頁，但照在臉上的陽光，讓我的眼皮不聽話地往下沉，我把頭往後靠著靠墊，慢慢地呼了一口氣。我的工作做完了。現在可以休息了。

祝你有個好夢。

整理家務的訣竅

當你給自己一天的時間，處理那些生活中累積起來的瑣事與家事，不趕時間慢慢來，帶著正念進行，會是一件很享受的事。以下是一些讓你在過程中更愉快的訣竅。

- 列出一張清單，你就不用一直在腦中想著所有待辦事項。在最上面寫下「列出待辦事項」，這樣等你寫到最底下，就能開始享受一行一行劃掉的喜悅。你已經踏出第一步了！
- 如果你今天打算下廚或備餐，可以拿出幾本食譜，花點時間想想你有興趣做什麼菜。我建議你在空閒時，可以做一些自製鷹嘴豆泥、煮熟的五穀雜糧、燕麥捲、沙拉醬和湯。把蔬菜洗好、切好，就能快速輕鬆地做好沙拉。記得，吃得滿足很重要，所以傾聽自己對食物的渴望吧！如果你想吃餅乾，就去烤來吃。

- 放一點音樂、最喜歡的播客節目，或有聲書。這時候最理想的，就是聽一本精采的長篇懸疑小說，或許帶點驚悚成分，那能讓你在睡前保持清醒，但也能做好一天的家事。
- 先看看哪些家事當中有休息空檔，先從那些開始做起。比如說洗衣服，有幾個一連串短暫的動作要做，但衣服在洗衣機裡洗或烘時，有較大的空檔。用電鍋或壓力鍋煮一大鍋飯，你就不需要時時查看。讓那些作業先動起來，中間就去做較小的家事。設定鬧鐘，提醒自己時間到的時候，要回洗衣間或去查看瓦斯爐。
- 先把一間房間打掃整理完，再進行另一間，而不是來回打掃整理整間屋子。當你整理完一個特定空間時，可以點個蠟燭、擺束花，或把燈光調暗，讓空間感覺舒適，這樣你回頭看時，就會看到自己的進展，以及當你全部做完時，你的家會變得多麼溫馨。

提早到瑜珈教室

我到瑜珈教室的時間滿早的，有點不可思議，因為我一整天的事情進度一直落後。從醒來的那一刻，我就覺得有點累，情緒低落，整個早上和下午做工作和家事都笨手笨腳的。我一直忘東忘西，掉東西，覺得越來越討厭自己。我需要休息，想著到瑜珈教室，在安靜昏暗的空間裡躺在我的墊子上，就是我今天的動力。

現在我奇妙地提早到了，大概比上課時間早了半小時，但我知道教室是空的，也整理好了。我在距離教室一個街區的地方停好車，在車子裡坐了一會兒。我在車內的儲物箱拿出一本手帳，翻找出一枝筆。我習慣在去練瑜珈之前，寫下心裡最緊迫的念頭。這似乎能讓我在腦中清出一些空間，因為它們就存在在手帳裡，在外在的實體世界裡，就不用存在我的腦子裡。有時候，我的思緒像拽著我袖子的小孩，想得到關注，當我把這些思緒寫在紙上，就能夠喘一口氣。

我把手帳收起來，拿了瑜珈墊與鑰匙，起身往瑜珈教室的方向走去。我邊走邊看著街邊的窗戶，留意在傍晚出現的景色與聲音。服飾店櫥窗內有一件橘色的洋裝；簡餐店裡有人在吃三明治，用馬克杯喝咖啡；小朋友在玩遊戲，在人行道上跑來跑去，對彼此大叫，他們的外套沒拉上拉鍊，在涼涼的晚風中飄啊飄。那天下了場雨，所以路面聞起來帶有溼氣，還有那種春天獨有的清新黑土味。看到教室裡的燈光亮起，老師在前檯點蠟燭的時候，我已經覺得好很多了。我打開門，側身而入，輕聲地把鞋子脫掉，到櫃檯簽到。

老師問我：「還好嗎？」

我吸了一口氣，吐出來，說：「現在好一點了。」

她盯著我看了一下，說：「好，今晚能看到你真好，去牆邊抬腳吧。」

我點點頭，很感激我不需多做解釋。瑜珈教室暗暗的，是真的很暗，裡頭有些亮著的蠟燭，燈光則調到最暗。空氣

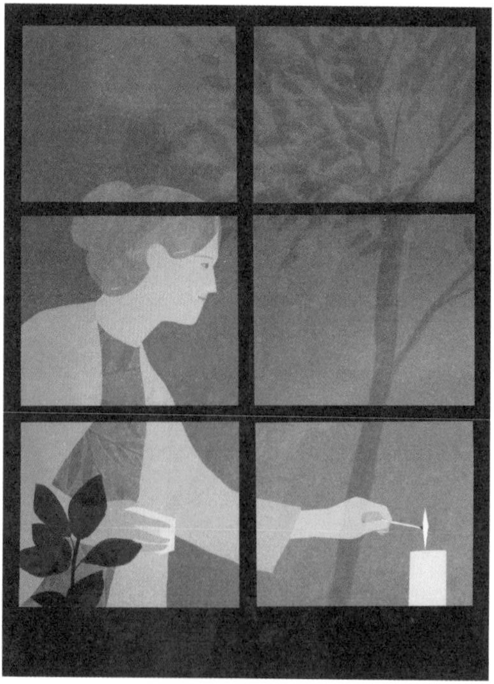

是溫暖的，呼吸起來很順，我皮膚上冷冷的感覺便消失了。光線映在木地板上，讓房間帶著橘色的光，令我想起坐在營火堆前的感覺。雖然我早到了，但教室裡已經有一些學生，安靜地或坐或臥在瑜珈墊上。這讓我發覺，我不是唯一一個當天過得有點累的人。房間內沒有人講話，也沒有人帶手機進來，因此非常安靜。今天我第一次感到安全，好像不會有人再拿著顯微鏡看我。雖然在那個空間裡我不是獨自一人，但我感覺擁有隱私，很安心。

我在教室後方打開墊子，照著老師的建議，身體緊靠牆壁，後背貼在地板上，把雙腳往上舉、靠在牆上，我立刻嘆出一口氣。這個姿勢總是能讓我平靜下來，我知道這跟雙腳高過心臟、還跟淋巴液等等有關，但最主要是這個姿勢很舒服。時間一分一秒地過去，我繼續閉著眼，聽到小聲的鋼琴音樂。

我聽到腳步聲，接著老師在我耳邊輕聲地說：「整個人平躺到墊子上，我拿個東西輔助你。」我照著她的建議做，過了一會兒，我感覺到她在我身上蓋了一條厚重的毯子。毯子上有一些小口袋，口袋裡縫進了一些重物，可以輕柔、平均地把重量分布在我身上，似乎能把焦慮、緊張都擠壓出來。那就像是我體內有個整天都在響的汽車警報器，而我太習慣那個聲音，以致要等到它突然停了之後，我才會注意到。

「這是什麼？」

她說：「放寬心。」她輕撫我的頭髮，然後把雙手放在我的肩膀上一會兒。

我輕聲地說：「我可能會睡著。」

「很好，我最後會叫醒你。」

我聽到她的腳步聲離去，只感受到毯子的重量，還有房間裡的溫暖、靜謐。

祝你有個好夢。

讓一天更美好的修復瑜珈動作

為自己整理出一個空間，靠近一片開放的牆面。你只需要能容納雙腿長度的空間。不會用到手機，所以把它放到一邊去。

在地板上坐下來，身體右側靠著牆壁。往後躺，同時轉動身體，讓你的雙腳筆直向上，靠著牆壁，背部在地板上放鬆。你的背現在應該是跟牆壁垂直，屁股靠近牆壁。你不用把屁股直接靠著牆壁，雖然有時候那樣感覺更好。把雙手輕放在肚子上，或攤放在身側，照你喜歡的感覺。閉上眼睛，將注意力輕輕放在自然的呼吸上。保持這個動作，至少五分鐘。

一樣在牆邊，讓你的雙膝彎曲，把雙腳腳底相貼，膝蓋打開，朝牆面放下。這個動作可以維持五分鐘，或只停留一到三分鐘，就進行下一個動作。相信你的直覺。

將雙膝合併，慢慢地轉向你習慣的那一側，小心地把身體貼近地板。你會發現自己正在做胎兒式。繼續蜷著身體一會兒，讓身體往下沉，你沒有在趕時間。

離開牆壁，全身躺平。讓你的腳趾放鬆往兩側倒。把後腦勺往地板壓一會兒，抬起胸部，讓你可以把肩胛骨滑到背部下方。靜止不動，讓你的身體與大腦休息五分鐘。真正的休息，不要偷偷地想東想西。你需要休息。

手腳開始輕輕動一動。然後，從頭到腳都伸展開來，伸個大大的懶腰。雙手抱膝，抱緊一點。記得你跟地球上的每一個人一樣，都值得得到同情與好東西。

將身體轉向一邊，慢慢地坐起來。準備好之後，再回去過你的一天。

蠟筆與沙粒

最近的天氣有點猶豫不決。有連續幾天出大太陽、暖洋洋的，又有幾天颳著強勁的寒風，下著的雨又轉成細細的雪。早上起床時，我都不確定是否應該穿上厚襪子與毛衣，還是該改穿T恤與涼鞋。今天，我站了一會兒，看著晨光變化，等著看太陽升起時天空的顏色。一開始，是一縷縷模糊的粉紅色與橘色，我想像在遙遠的某個地方，有人用手指在我們的天空中勾畫著懶洋洋的線條，就像一個小孩在緩緩流動的小溪邊可能會做的事。有人曾告訴我，在水面上畫的線，在畫上去的那一瞬間就消失了，如果用這個概念去想我自己的煩惱，可能很有用：把它想成在水面上畫的線，而不是刻在石頭上的刻痕。這個辦法一向有用，我看著此刻的天空，線條模糊、淡去，直到消融在黯淡的灰藍色大氣中。「還沒決定好嗎？」我對著天氣說。她沒回答，至少沒有立刻回答。

我想，如果大自然之母還不確定她這一天要幹嘛，或許我也不用知道。今天我就不做計畫，而是跟著每一刻的直覺，看它要把我帶到哪裡。我的肚子發出咕嚕嚕的聲音，我決定下一個它要帶我去的地方，就是我的廚房。

我在廚房餐桌中央放了一個很大的陶碗，裝滿葡萄柚、克萊門式小柑橘，以及還帶著薄薄綠葉的溫州蜜柑。我最近很喜歡吃新鮮的酸味，因此買了這些可愛的柑橘類水果。我拿起一顆克萊門式小柑橘湊近鼻子。聞起來又甜又酸，好像能夠讓我更清醒一點。它的皮可以整顆完整地剝下來。我一次剝一片吃，享受那小小橘瓣在我口中爆出的果汁。接著，我挑起一顆葡萄柚。葡萄柚的皮是橘黃色，帶有粉紅色的果粉。我用水果刀小心地把這顆葡萄柚切成幾塊，把半月形的葡萄柚切片放入碗中，灑上一點乾燥的薑粉與肉桂粉，又從抽屜拿了支湯匙。我慢慢地吃，口感明亮，真好吃，我想要細細品嚐每一口。當我把盤子放進水槽，洗去手指上最後一點黏黏的感覺時，注意到廚房充滿了水果的新鮮香味。

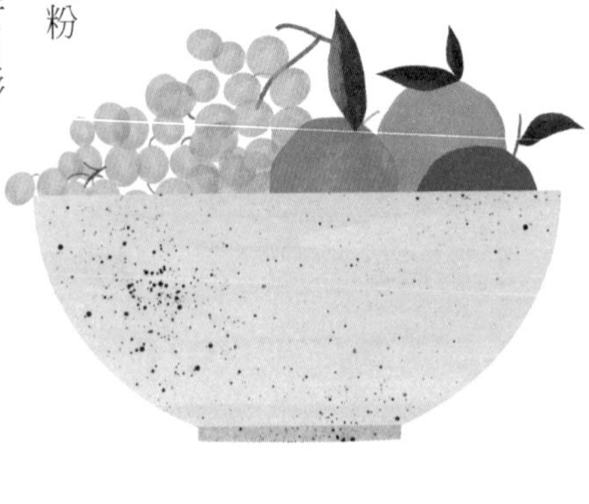

這令我想起有一天，在高中的科學課堂上，老師坐在她的桌前，安靜地剝一顆橘子。我們都盯著她看，不知道到底開始上課了沒，還是她只是想把早餐吃完。我從我在教室側邊的位子上大聲說：「味道聞起來真好。」老師對我投以讚賞的微笑，她說我們那天要上的就是分子如何透過空氣擴散，就像水果的香氣經過整個教室，傳到我的鼻子一樣。

我看著客廳，發現太陽已經出來了，有道窗戶形狀的光正落在地板上。看著陽光中微小的粉塵旋轉，又想到那飄浮的分子。我走過去站在陽光下一會兒，讓陽光溫暖我的腳尖、一路到臉龐。明亮的陽光與葡萄柚的香氣，讓我想起幾天前在著色本中看到的一頁。我坐到書桌前，拿出那本著色本。還沒上小學前，我根本不喜歡著色。我好像沒辦法坐著不動太久，以致無法好好上色，每一頁都變成塗鴉，因為我就像一隻從一處飛到另一處的蜂鳥。現在，我發現著色很紓壓。慢慢地用顏色填滿那些圖樣，看著眼前紙上的這一幕改變，是種很平靜的撫慰。我翻到我想到的那一頁，那頁是一個充滿細節的圓形，裡面環繞著對稱的設計：有羽毛、花形裝飾與花瓣。有點讓我想起桌上的那個碗：還帶著葉子的溫州柑橘、圓形的克萊門式小柑橘和葡萄柚。

我打開大盒的蠟筆，把裝滿彩色鉛筆的舊馬克杯拿近一些。我用手平撫過那張紙，思考該從哪裡開始。既然今天到目前為止都是充滿橘色與粉紅色，那就從這兩個顏色開始吧。我小心翼翼地填滿外側邊緣的圖樣，變換顏色，畫出像是早晨明亮太陽的效果。這個圖樣稱為曼陀羅。著色本裡有些圖樣比較複雜，有些則相當簡單。有些看起來像是用幾何圖形在教你數學，有些看起來像是個大自然的萬花筒，花朵與花苞在圓圈裡折射、重複。

我有個阿姨（其實是姨婆）曾經在大城市鬧區著名的博物館工作多年，她告訴我，有一次有一群僧侶來到博物館，在其中一間廊廳的地板上畫曼陀羅。她敘述說他們非常有耐心地放置沙子，幾乎是一次只放一粒沙，創造出豐富精巧的設計。他們跪著用雙手畫了幾天後，都快完成了，卻有人踢到了作品，沙子因而四散開來。我姨婆轉頭看向那位負責指揮的僧侶。她說他只花了一下下，就那麼一下下，她就看見他臉上立刻恢復冷靜堅決的表情，簡單地說：「我們的曼陀羅將會需要多花一點時間，才能完成。」

那一片灑進來的陽光褪去了，遠處有一陣隆隆雷聲。大自然之母又改變心意了。房間暗了下來，於是我開了一盞燈。我挑了新的顏色：藍色、紫色、灰色與黑色。我想到那名僧侶與他的順流而行，也想到幾次看著自己的精心計畫被破壞。我想到在水面上畫的線、飄浮的分子與變換的天色。這其中有一種共性，跟在變化之中保持平靜與耐心有關。我拿了更多蠟筆，深棕色、草綠色，想著我就以大自然之母為榜樣，她雖然還沒下定決心，但一樣在創造。

祝你有個好夢。

三件好事

在我房子的最高處，走幾步階梯，往上一層，有個角落，那裡有一間我專屬的房間。

那是一個窗外就是樹木的開闊大房間，有木地板，上面放著幾張舊地毯。我有一張書桌、一個書櫃、一張小沙發與一盞燈，有一張小桌子可以拼拼圖或畫畫，還有很多蠟燭。角落有一張軟軟的地毯，放著一張我冥想用的軟墊。這確實是一間辦公室，我在裡面完成我的工作。但這也是我讀書、聽音樂或獨自充電的地方。

在今天這個晚春的下午，整個房子靜悄悄的，有幾扇窗戶是開著的。我替自己泡了杯熱飲，爬上樓梯到我的房間。樹上正冒出新芽，我站在窗戶前，往外看了一陣子。我啜著飲料，看著一隻松鼠坐在樹枝的彎曲處，尾巴不時甩動。我放下飲料，檢查我放在書架或窗台的幾盆盆栽，幫渴了的植物澆一點水。接著，我開始點起蠟燭。我花了幾分鐘，就像是一種儀式。我喜歡注意某一個當下的感覺，點一根蠟燭、放音樂，或者只是深吸一口氣，都是那樣的感覺。我哼著歌，擦亮一根火柴，點燃一個又一個的蠟燭，直到整個房間都充滿柔和的亮光，感覺很舒適、怡人。

我把杯子放在冥想墊旁邊，然後坐下，調整坐姿，直到弄清楚腳和臀部該放在哪裡，才能讓我坐得挺直又放鬆。我拿一條舊的薄披巾，披在肩膀上，蓋住一點頭。我不冷，但這樣讓我覺得有安全感與專心。我慢慢做了幾次呼吸，回想過去的二十四小時。我尋找著三件好事，可以在腦海中回顧的三個暖心時刻。我發現這麼做能夠讓我的大腦歸零，在接下來的一天左右，似乎可以在我所見的事物當中看到更多美好。

我平靜的腦海中，浮現了一段記憶。

前一天晚上在床上，我的愛人在睡夢中翻了個身，一隻手突然碰到我的手臂。我的愛人沒有醒來，但緊緊握著我的手腕不放。我感覺一陣滿足蔓延到全身，聽著緩慢的呼吸聲變成小小的鼾聲。我在黑暗中對自己笑了笑，再度進入夢鄉。我現在也對自己笑了笑，裹著披巾，回想著被所愛的人碰觸是多麼舒服的一件事。

我呼吸，持續坐著，尋找著另一個美好時刻。

那天早上，我牽著狗狗們走入新鮮的春天空氣中，我停下來，在院子裡梧桐樹根附近採了一株鈴蘭。鈴蘭的莖如此纖細，鐘形的小小花朵如此精緻，讓我不禁站在那兒讚嘆它的美。春天正在填補冬天離開後在院子裡留下的空隙，空氣聞起來十分乾淨，光是深呼吸就感覺得到療癒。我的狗到處聞，在草地上追著彼此跑，我感受到簡單的快樂。現在，坐在墊子上，我回想著那種感覺，並在腦海中來回追溯，好讓這些記憶得以永存。

我再次瀏覽我的記憶，找尋美好的片段。

我想到有一次，在午餐的時候去拜訪一位朋友。她剛生完小孩，小孩才幾週大，我帶了一袋日用品給她，在她小睡片刻、淋浴的時候幫她抱寶寶。我朋友把她女兒放在我的手臂裡，輕手輕腳地走出房間，去打理一下自己。這個剛出生的寶寶能夠輕易入睡，一下子就睡著了。我在沙發上往後靠，讓她的頭安放在我下巴下方。她小小身體的重量壓在我的胸膛上，感覺真棒，像是體內有顆快樂丸。我突然覺得很安詳、很滿足。我把鼻子壓低，聞著她的味道。

坐在我的小房間，感受午後陽光照在臉上，一邊回想著。寶寶的重量、鈴蘭細緻的莖，還有愛人的碰觸。我讓這一切都停駐在腦中，坐著。這些回憶填補了我內心受到打擊或遺失的角落。我覺得完整，幸福，安靜。

祝你有個好夢。

用三件好事開始你的一天

早上醒來時，先躺在床上不要動。不要伸手拿任何東西，就躺著。慢慢地回想之前的二十四個小時，找出三件發生在你身上、或是你看到的好事。可以是很小的事，或很大的事。可能是原本會出差錯、結果卻安然無恙的事，就把它列入。可能有人很好心或很有耐心，也把它列入。可能你在工作上有了一點進展，或者找到某個你以為遺失了的東西，或者你看到一隻狗並對牠微笑，都把它列入。

在腦海中反覆回溯那些時刻的感覺。把你的大腦當作一個蝕刻素描板。還記得怎麼在蝕刻素描板上塗鴉與寫字嗎？你是怎麼來回重複畫幾次，讓線條顏色更深的呢？對這三件好事做同樣的動作。

現在，想想你把蝕刻素描板放在某個地方，像是書架上或玩具箱裡，過一會兒再拿來用，會發生什麼情況？就算你好好搖晃了一番，還是可以看到深深蝕刻過的一絲絲線條痕跡。你的心與大腦就跟那個畫板一樣。如果你花時間在好的事物上，這些事物就不會輕易地離開你。

就讓我們深刻地記得這些好事，累積更多美好的記憶，這樣就算在生命中遇到很大的震盪，我們仍能看出美好、充滿希望之處。

麵包店內

我站在店裡的前窗旁，打量了一下街道。早晨的陽光在建築物上投射出一道道光束，點亮了一些面街道的窗戶。角落餐館的霓虹燈穩定地閃爍發光。

我知道客人們再過幾分鐘就會抵達，來拿他們訂的貝果、點心與一條條剛出爐的切片吐司。我在圍裙上拍掉手指上的麵粉，把「休息中」的牌子翻到「營業中」，再把重重的橡木門打開，回到櫃檯後面。我們的架上充滿剛出爐的瑪芬、麵包和吐司。咖啡煮好了，我在收銀檯的後方藏了一杯熱咖啡。我們已經準備好了。

我最喜歡週六早上的麵包店。在週間，客人匆忙來去，急著買早餐和咖啡，趕著上班。但到了週末，不管是麵包師傅或客人，都比較放鬆。人們緩緩喝咖啡，慢慢翻閱報紙，花時間好好品嚐果醬甜甜圈，還有我們每天都喜歡做的咖啡蛋糕。

門上的鈴鐺響了，我抬頭看到一張熟面孔，是簡餐店的女服務生，她的春天外套穿在圍裙外，兩手準備接過我們幫她包好的一盤東西。

「趕時間嗎？」我問她。

她揮揮手說：「沒有，今天是週六，我們只有一些常客，他們會自己倒咖啡。」

我們笑了。

「那妳試試這個。」我遞給她一片包在蠟紙裡、還微溫的堅果脆餅。「我在試新的食譜，需要可以信任的人給個意見。」

她很感激地收下，我倒給她一杯咖啡，配著吃。「裡面有柑橘和開心果，你可以蘸著咖啡吃。」我說道，把咖啡從櫃檯上推過去。

「我不相信那種不蘸咖啡吃的人。」她說。

「這就是為什麼我想要聽妳的意見。」我說，一邊用手指輕點了一下鼻子。

她把餅乾湊近鼻子，嗅了嗅餅乾的味道。她仔細看了餅乾的外觀，平均咬下含有開心果和橙皮的部分。有時候，我請人試吃，請他們給點建議，他們會分兩口就吃完，一邊說：「很好吃。」然後繼續做他們的事。雖然是好聽的話，但沒有什麼幫助。這位女子卻完全知道該怎麼做。她先咬一口原味的，慢慢咀嚼，然後才仔細地蘸上咖啡，吃第二口。她抬起頭看我，用舌頭舔了一下牙齒，慢慢點頭。

「我覺得橙皮的味道可以再強一點，但烤得恰到好處，吃起來脆脆的，也很適合蘸著咖啡吃，但如果要單吃的話，也不會像有些脆餅一樣咬得牙齒都要斷了。我覺得這個很棒。」

我跟所有麵包師傅一樣，做出來的食物受到恰當的稱讚，都會開心到不行。我把裝咖啡的保溫壺放回加熱器上，就去拿她的訂單。我把東西交給她，她謝謝我的招待，我們互道「明天見」，她便回去招待她的客人。

接下來的幾個小時，客人川流不息。有些是老主顧，我們都記得他們要點什麼；有些是新面孔，會盯著架子看，咬著下唇，希望我們推薦。我們煮了一壺又一壺的咖啡，將一打又一打的甜甜圈裝入紙盒內、綁帶，遞過一盤又一盤的瑪芬、司康與烤貝果。我們遞出包在蠟紙內柔軟的鹹味蝴蝶餅。一盒盒的小餐包、佛卡夏滑過櫃檯，交進殷殷期盼的客人手中。我們切下一片片吐司，包好，做為下午的三明治。客人仔細思考要哪一種派，最後選定了，生日蛋糕上面寫上一個個的名字。我們把櫃檯與桌子上的麵包屑擦乾淨，開始告訴客人很抱歉，這種或那種麵包今天已經賣完了。

隨著一天過去，門上的鈴鐺也不那麼常響了，我從辦公室架子上取下幾本最喜歡的食譜，倒一杯新鮮的咖啡，坐在櫃檯陽光照到的地方，翻閱這一本比我還老的書——內頁都沾上汙漬、充滿摺痕與手寫筆記。這是開這間店的麵包師傅送我的，他退休的時

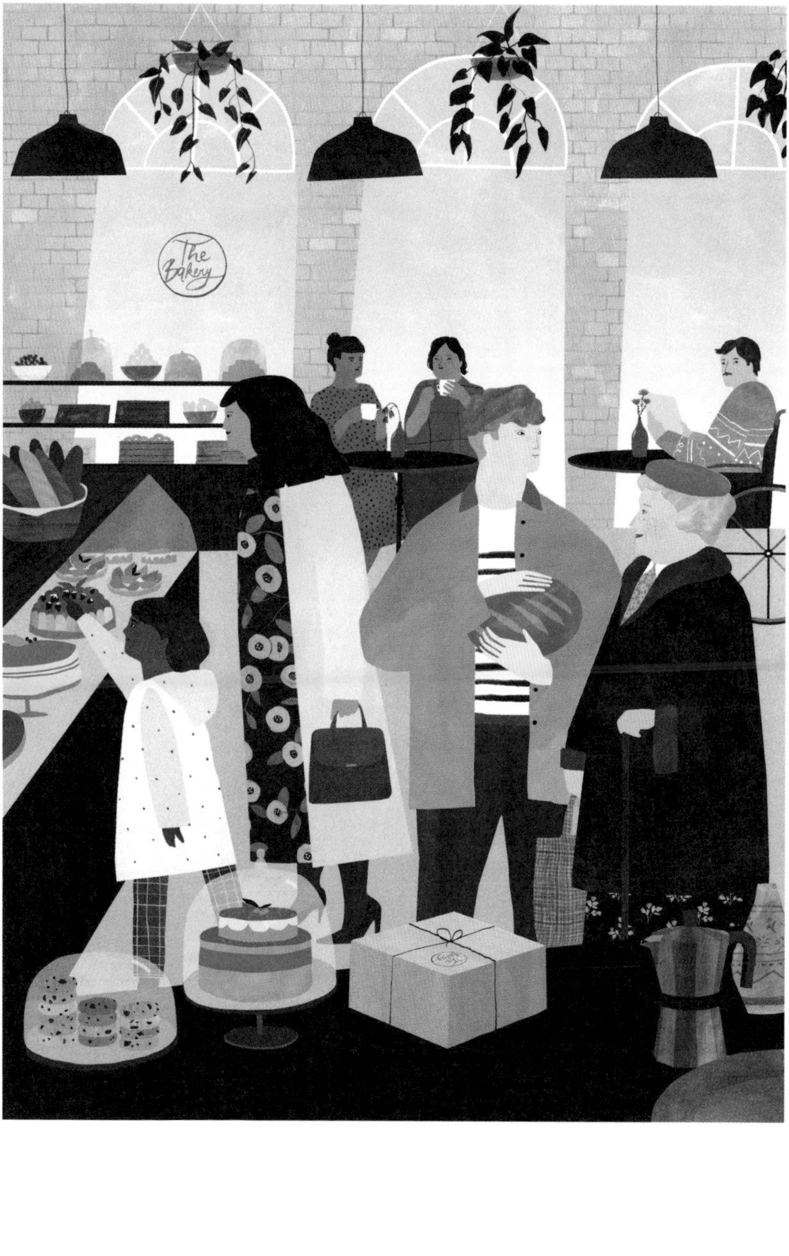
The Bakery

候，我買下這間店。他是個好人，講話聲音不大，眉毛上有些麵粉。我記得有一天，我來買每天吃的麵包。咬下一口麵包之後，我跟他說，我總是能分辨出他做的麵包跟別人的差異，他似乎有一種招牌口味。他笑了，把手肘靠在櫃檯上，左右看了一下，確保沒有人會聽到他的祕密，悄聲對我說：「是粗磨全麥粉。」我們從那天開始便成了朋友，沒多久我就來他這邊工作。

看著他的食譜，我肚子就咕嚕嚕叫了起來，我回到櫃檯後，從架子上拿了一條長棍麵包。我切下一大段，把麵包剖半。我有一罐綠色又帶有水果味、那種在喉嚨會回甘的橄欖油，我滴了幾滴到麵包上。我在冰箱裡找到朝鮮薊心和一罐酸豆，在儲藏室發現一盒軟軟的日晒番茄乾。我把這些食材鋪在加了油的麵包上，磨了一些黑胡椒粒，把這盤食物端回櫃檯旁的陽光座位。

我的麵包很美味，我一邊翻看更多脆餅食譜，一邊得意地享受著每一口。我從口袋中拿出一枝筆，加上一個註記：「多一點柑橘味……或許加點橘子醬？」我接下來想做榛果巧克力脆餅，還有一些適合春天的東西。草莓與大黃？我拿著杯子走到窗戶旁，也就是我早上翻牌子前站的地方，打量了一下街道。我最喜歡的就是週六。

祝你有個好夢。

春天，在社區菜園

我第一次看到宣傳單時，地上還積著雪。那天，我剛從附近的市場走出來，手上抱著一袋雜貨，快速瀏覽了佈告欄。「社區菜園，還有空地！」宣傳單上還畫了花朵與幾籃子蔬菜做為點綴。我身上裹著厚重的外套、圍巾、帽子、靴子、手套，站著看了一下，夢想著綠綠的植物和藍藍的天空。我用戴著手套的笨拙手指撕下寫著電話的紙條，把它塞進口袋。

過了幾天，有個朋友到我家喝咖啡，我把紙條拿出來，兩人就開始規劃了。我們都有一些別人留下來的園藝工具，卻只有一點點經驗，但是我們很想成為成功的園藝家，認為熱情能夠填補缺乏的園藝知識。我們分工合作，她去圖書館借書，研究我們第一年種什麼最好；我則費了一番口舌，說服我那有綠手指之稱的祖父借給我年鑑

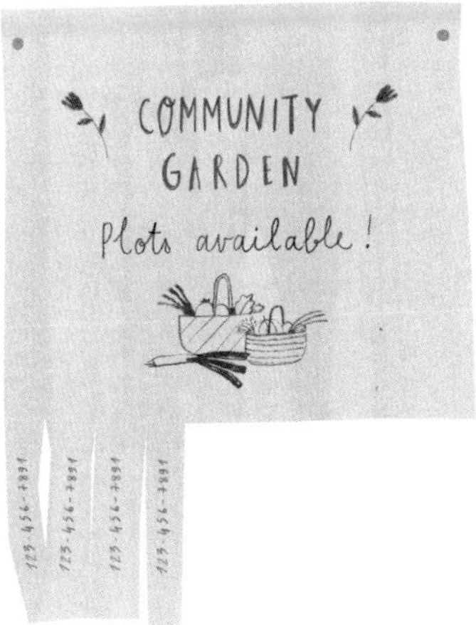

及種籽目錄。我們到處找園藝手套、耙子、鏟子、園藝剪、粗枝剪。

很快地，家中堆滿了書，書中夾著撕下來的雜誌內頁，還有一個圖表，寫著在什麼時候該去哪裡、該做什麼事。我們還有一籃堆滿灰塵的工具、園藝雨鞋、種籽包。我們預計在週六上午十點左右在空地見面，開始幹活。

那天天色明亮且溫暖。一踏出車門，我便聞到新犁過的土壤的乾淨味道。我們找到自己的空地，已經用木樁和細繩在地上畫出屬於我們的範圍。我們跟鄰居握過手，把頭髮塞進頭巾裡就開始工作。

土壤鬆過後相當柔軟，但還需要剷平一下，我們用手與鋤頭把大的土塊敲散。我按照圖表，區分出不同的區塊。這一區是藥草區，可以種羅勒、奧瑞岡葉、薰衣草、迷迭香、鼠尾草、百里香；那一區種花豆、豌豆；這裡種一排萵苣；那裡可以種番茄。還有後面，我們想種一排玉米，一小塊地給櫛瓜、幾株花椰菜、大白菜、黃瓜，還有一小塊給馬鈴薯。我們不是很確定要不要種馬鈴薯，馬鈴薯好像不好種，但我們讀過一些書，還有一些已經切好的馬鈴薯種薯，可以直接拿來種。我猜，種任何東西，都像一場賭注，憑著信念相信雨會落下來，太陽會出來，種籽與幼苗的細胞會因著自然法則順勢而生。看起來是值得一賭，這個信念值得一試，因此我們挖了渠溝、平均種下種籽與幼苗，小心翼翼地把周遭的土壤拍緊。

直到太陽高掛在頭上，我們才拍拍夾克，清了清臉上的土灰。我伸展了一下背部，看到我朋友手叉著腰，正在看我們完成的工作。

「要休息一下嗎？」我喊著。

「好啊。」她開心地回答，小心翼翼地踩過一排排土壤，走到水龍頭下洗手。

我把準備好的一籃子午餐，放到野餐桌上打開來。我在保溫瓶裡裝了伯爵茶，還是熱的，加了點糖。我做了許多三明治，用厚片酸麵包加上辣味芥末、鷹嘴豆、柔軟的酪梨、小黃瓜切塊、醃黃瓜、中東芝麻糊、一點蒔蘿與檸檬，還有許多鹽巴和胡椒。我把這些材料鋪在麵包上，再加上芽菜與切片番茄，用茶巾包起來。我還準備了一些蘋果，還有一整份的紅棗餅，上面都加上磨碎的小荳蔻，用蠟紙包起來，裝在舊餅乾罐內。

我準備的超出我們兩人的分量，但我想可以用一些額外的食物交些朋友。事實上，我們把午餐拿出來的時候，隔壁的家庭也坐下來跟我們共用餐桌。他們從籃子內拿出食物，我們邊吃邊聊種籽。他們家的兩個男孩正在陽光下奔跑。他們常跑回來桌邊，吃一口三明治，或者一塊水果，再互相追逐。他們已經種了好幾年的作物，也答應會隨著季節運行提供我們建議。

他們倒了一些檸檬水給我們，開心地拿了一些紅棗餅，我們就分頭回去工作。大功告成時，我們就把工具收一收，小小的土地現在排列整齊，精心堆砌的土堆保護了即將發芽的種籽。間隔均勻的植物，到夏天結束時，就會需要籠子與木樁、還有一些線來支撐。我們站著，看著我們的成果，心裡很是驕傲。

我朋友說：「幾個月內，我們就會擁有多得不得了的蔬菜了。」

「我們應該要學怎麼做罐頭。」我笑著說，「那就是下一個大冒險了。」

祝你有個好夢。

鷹嘴豆泥三明治

四份三明治的分量

這些三明治非常適合野餐。如果先在冰箱冰一下，內餡會更好吃，因此如果有時間的話，可以前一晚就備著。如果你跟我一樣，總是忘記預先做，需要一頓好吃午餐的時候仍能快速做好，一樣好吃。可隨你的喜好調整蒔蘿與檸檬的分量。誰都沒有權利決定你加的酪梨分量。如果想要多一點，就加到你滿意為止，不過這樣你的內餡就會變得比較軟爛，較不鬆脆。

鷹嘴豆內餡

- 一罐鷹嘴豆（十五．五盎司）、洗淨、濾乾
- 二分之一杯切碎的蒔蘿醃黃瓜
- 二分之一杯切碎的小黃瓜

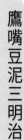

- 一湯匙切碎新鮮蒔蘿，或一茶匙乾燥蒔蘿
- 二分之一顆酪梨，去籽、去皮、切片
- 兩湯匙新鮮檸檬汁
- 一湯匙中東芝麻糊
- 適量鹽巴與胡椒

上菜

- 八片酸麵包或常用的麵包
- 四湯匙辣味芥末
- 四把新鮮芽菜，例如苜蓿芽或青花菜苗

把鷹嘴豆放在淺碟裡，以製作鷹嘴豆泥。用叉子壓過鷹嘴豆，但不要把鷹嘴豆壓得太細，只要分成小塊，可以留幾顆完整的豆子，吃起來更有口感。加入醃黃瓜、小黃瓜和蒔蘿，攪拌直到均勻分布在鷹嘴豆泥當中。

拿一個小碗，用叉子把酪梨壓成泥。加入檸檬汁、中東芝麻糊，混和均勻。將酪梨

泥與鷹嘴豆泥拌勻，再加點鹽巴和胡椒，調整至適合口味。把內餡裝在密封容器，在冰箱內可以保存四天。

做成三明治前，可以先把麵包烤過。把麵包片排在一個大砧板或乾淨平面上。在四片麵包上塗上芥末，並將二分之一杯鷹嘴豆泥放在抹了芥末的麵包上。每一片放上一把芽菜，再把剩下的麵包片蓋上去。

把每一份三明治用一條乾淨的茶巾包著。做好之後，可以放上幾小時，但做好馬上吃，是最美味的。想去野餐的時候，可以放在野餐籃內，帶到你最喜歡的地方。這些三明治能夠幫你交到一些朋友喔。

打開農舍大門

也許不是每個人都同意我的分類，但是我認為，蓋在樹林裡的叫做木屋，靠近水邊的叫做農舍。

木屋有可能建在陰涼的林間空地，旁邊有高大的松樹或老橡樹，樹枝在屋子上方纏繞。屋裡可能有深色的鑲板牆壁和燒柴暖爐，可以用來暖和穿著厚襪的雙腳。最適合待在木屋的時間是在充滿霧氣的秋天早晨，或每年剛下雪的時候，手中拿著飲料，眼睛望著逐漸披上一層薄霧的景色。

農舍則是坐落於河邊或大湖泊邊。漆上黃色或白色的牆壁已經褪了色，屋旁還有垂柳，垂柳的芽是早春裡最先轉綠的。天氣開始回溫的那幾個月，那裡就是最好的去處，我們可以在午後拿著一杯冰茶，眼睛一直看著流動的河水。

所以，我們此時就在前往打開農舍大門的路上。車上裝著夠穿幾天、適合打掃與散步的衣服，幾個裝著糧食的紙袋，兩隻狗，以及變得暈陶陶的我們。我們很熟悉路線，因為已經來過好幾年。我們經過那間偶爾在夏末會停下來買冷飲或甜玉米的店，小鎮只有一個紅綠燈，老公寓旁邊佈滿常春藤與紫藤花。接著，我們轉往州際公路，繞過某個社區住宅門前，他們把灌木修剪得像動物和火車車廂一樣，我們再往前開一點點，空氣開始聞起來不一樣。終於，我們在座位上向前傾身，稍微瞇起眼，看見了農舍的前廊和熟悉的樹木。

這是建於上世紀初的舊小屋，有白色的隔板牆，正面有許多窗戶。我們停車的時候，狗狗在我們腿上跳來跳去，牠們也知道我們到哪了，跟我們一樣興奮。開了車門，牠們馬上跳下去，開始像在調查似地嗅起地上的每片葉子。牠們在查詢訪客紀錄，想知道自從去年秋天離開之後，究竟有誰來過。我們讓小狗們聞東聞西，也開始檢查是否有紗窗不夠穩。我們也注意到屋頂上有一些因暴風雨而掉落的樹枝，草叢上有一些紫丁香花苞。

當我們踏上門廊，狗狗急著想跟著我們進門，整個身體都在搖擺，鼻子貼著門縫用力地聞。我在鑰匙圈上找到一把

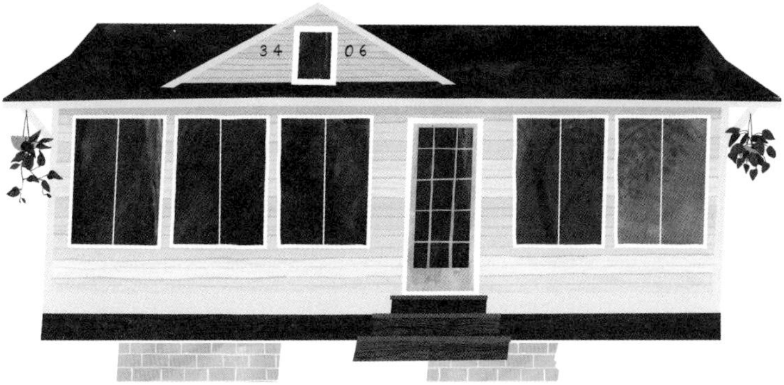

用指甲油塗上紅色迷你愛心的鑰匙，然後把鑰匙插進鎖孔。門一推開，狗狗馬上衝進屋子裡，從這個房間竄到另一個房間，我們拉開窗簾，捲起百葉窗簾，打開窗戶。緊閉的門窗導致屋裡有點霉味，但我也聞到了這裡原本就有的味道。那味道像在陽光下晒過的舊木頭，像陳放已久的舊書與書盒，伴隨著新鮮的水，以及數百次週六早晨晚起做的早餐味道。那絕對是全世界最棒的味道。

等到車上的東西都拿了進來，狗狗在屋外也聞夠了，在門廊上找到了一個有太陽的地方趴著，我們也捲起袖管，開始在房子裡工作。我們把床換上新床單，把地也掃了，把東西放進廚房的櫥櫃，冰箱也塞得滿滿的。我們在浴室放了乾淨的毛巾，擦去每一處表面的灰塵。我們皺著眉頭看著保險絲盒與熱水器，試了好幾次開關，才搞清楚該怎麼用。

「我們應該把整個開關細節寫下來，明年才知道怎麼做。」我說。

「嗯嗯。」

我們都知道我們不會寫下來，因為這就是每年例行會發生的事情。

接著，我們在後院掛起晒衣繩，開心地想著，之後這就是海灘巾與泳衣專屬的晒衣繩。我們向鄰居揮手，大叫：「哈囉，你好嗎？」我們還有很多事要做，但是今天這樣就夠了，我們肩並肩站在廚房裡做三明治，然後帶到湖邊。我們走到船塢邊緣坐下來，雙腿晃啊晃的，離仍然冰冷的流動水面幾吋高。我們倆都知道，為了這一刻，我們已經等了很久。

你們也都喜歡這樣嗎？水是否也像家一樣呼喚著你呢？當你離開水太久，會覺得坐立不安或緊張嗎？當你回到水岸邊的時候，會覺得精力充沛嗎？或許是因為我從小在這裡長大，從會走路開始，我就在前廊的鞦韆椅上睡過好幾百次，小時候每一年，我都從船塢上跳下去游泳。水能夠吸引所有人嗎？如果我在沙漠長大，走過乾燥沙子堆成的沙丘，在稀有的棕櫚樹陰影下歡度我的生命，我是否也會受到乾燥熱氣的呼喚呢？

我身旁的人舉起一隻手臂，用手指指著河流遠處的一道鋼條。

「船！」

「船！」我回道。

夏天結束前，我們大概會看到一百艘船經過，不過，每次看到仍然難掩興奮。有些船我們很熟，看了好幾年，他們的進出港紀錄常常出現在船舶登記簿裡。我們知道他們已經航行多久，載了什麼東西。只消看一眼，我們就知道他們是滿載貨物或是空船。不過，剛剛這一艘看起來很新，有著新上的漆，俐落的線條。我期待晚上聽到這艘船的嗚笛聲，點著燈的船首與船尾在黑色的水中滑行。在農舍裡入睡，以及在農舍裡醒來，都是無可取代的經驗。

我們聽到身後的狗爪聲，牠們也爬上船塢坐在我們旁邊。一顆毛茸茸的頭放在我的大腿上，我把手伸進牠耳朵上的亂毛，摸摸牠兩眼之間的斑點。我們全都安靜地待在一起，看著緩慢移動的船、船經過後的航跡，還有我們上方的水鳥。我很確定森林中的木屋一樣別有情趣，但水邊農舍，就是夏天的最佳去處。

祝你有個好夢。

在水邊冥想

先靠近水邊站著。雙腳打開與肩同寬，感覺身體的重心落在足弓前側。雙手放鬆放在身側，眼睛閉上。慢慢用鼻子吸氣，用嘴巴吐氣。

注意你周遭聽得到的聲音。可能水在流動，發出一點聲音，或者旁邊有鳥、昆蟲或其他人。不要對這些聲音產生意見，只要聽著聲音本身。對聲音抱持好奇：注意其音量、韻律，或是從哪一隻耳朵傳來的聲音。

慢慢張開眼睛，把注意力放在風景中的一個部分。可能在不遠處有一棵樹、一朵雲、一艘船。同樣地，對這些看到的東西不要產生意見，注意其形狀、顏色或質地。再來，把視線移到水面，注意漣漪與水流。

花幾分鐘感受身體重量平均分配在雙腳上，傾聽周遭的聲音，看著你所見到的景象。冥想就是以平靜的方式注意事物。你做到了。再用鼻子吸氣，用嘴巴吐氣。很好。

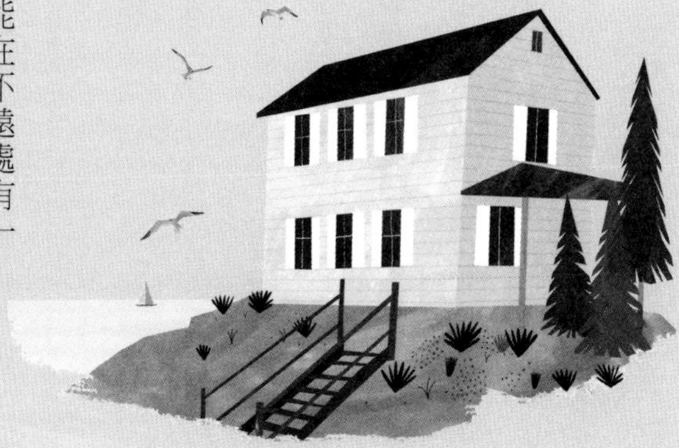

紫丁香偷花賊

春天裡只有那麼幾天，你才能在踏出門外時、每一道吹來的微風中，聞到紫丁香的味道。

它們聞起來明亮甜美，你只能定定地站著、慢慢地做著深呼吸，試著把它們的香氣好好存在心底，留待明年。

紫丁香。

記得小時候，我曾把臉埋進它們柔軟的花朵中，露水沾上我的臉頰，想著，怎麼會有一種植物，可以聞起來與看起來都這麼美、長得如此茂盛，而且還……被容許呢？似乎太好、太完美符合令人喜愛的條件，以致不像是存在於自然界的生物。但我猜紫丁香也有個問題。一年只開花一次，花期並不長。事實上，它們留在樹上時是最美的，一旦把它們摘下來帶回家，它們很快就會枯萎、乾掉，甜美的味道也會消逝。

但，我還是忍不住。每年春天，我都會盡可能地讓自己周遭都是紫丁香，意思就是親自採取行動，可能還會小小非法入侵私人土地。你知道，我是個紫丁香偷花賊。我不任意出擊，我的行動也不會笨手笨腳，甚至很少人注意到。我是個狡猾的小偷，我會計劃好時間與地點，在任何聰明人發現之前就先溜走。在家附近散步時，我可能會不經意地伸手，把一朵穿過籬笆縫隙的花，不經意地夾到郵箱的標誌上，讓某人晚一點可以找到它，但我知道不要在離家太近的地方犯下搶案。

所以呢，我把一套工具（編織籃、園藝手套、麻線和一小組修枝剪）放進車裡，穿著低調，開車到鄉間。有間廢棄已久的舊農舍，位在一條我很熟悉的砂石路上。我幾年前做過現場探勘，發現那房子確實是空的，而且院子裡確實滿是紫丁香樹。我把車停在路邊，好給自己一個貌似合理的推辭，畢竟，我有可能只是車子出了點問題，要讓過熱的引擎降溫，因此停下來聞聞玫瑰香。我從後座拿出工具時對自己偷笑，我真是犯罪大師啊！隨即走上通往舊農舍滿是灰塵的長長車道。

我站了一會兒，讓陽光照在臉上，幻想曾經住在這裡的人發生的故事。我想著孩子們跑過菜園，一群家裡養的狗跟他們賽跑；七月四日的煙火；廚房裡有一排排新鮮醃製酸黃瓜罐放在棉布上；一棵一百年前為紀念某個特殊日子種下的樹，長成了我現在看到的樣子。那間房子四周有很大的走廊，雖然階梯少了幾塊板子，油漆也斑剝、褪色，但看得出來當時應該是非常受到喜愛的地方。

我沿著香味，來到了那一大排紫丁香前，戴上手套，打開修枝剪。花開得正盛、重量很重，以致莖有點伸不直。我把籃子放在地上，開始減輕花莖負擔的重量。我慢慢地跟每一朵花打招呼，深深地吸入香味，耐心地等待蜜蜂從一朵花飛到另一朵花。我把籃子裝得快滿出來，但這一大片花看起來還是像我剛開始剪的時候一樣多。我輕跳著走回車道，鬼鬼祟祟地打量了一下整條路，把東西偷偷放到後車廂，便逃走了。

這整個偷竊過程讓我有點渴了，好想去家附近的一間咖啡店喝杯冷萃咖啡。我決定帶上我的籃子，在咖啡店外面的一張小桌旁找了個位子。我點了冰咖啡，加一點椰奶，把籃子放在旁邊的位子上，我挑揀著花莖，用麻線綁成一個個小花束。有些我要自己留著，有些我想放在朋友家門前。

一個聲音從背後傳來：「你偷了這些紫丁香嗎？」

我轉過頭，看到一名年長的男子，有著灰色頭髮與發亮的眼睛，透過他的咖啡看著我。

「什麼紫丁香？」我故作天真地問道。

他對我眨了個眼，手指碰了碰鼻子。

「彼此彼此。」

息。

我大笑，遞給他一束花。他把花湊近臉龐，深吸了一口氣，然後發出一聲滿意的嘆息。

我們聊了幾分鐘，講我們最喜歡的紫丁香祕境。他告訴我一個高速公路旁的地方，我跟他分享圖書館後面的樹。他舉起花束謝謝我，我則帶著籃子離開，把我採的花分送給朋友與回家路上遇到的陌生人。

祝你有個好夢。

在門廊上喝咖啡，或讓一天變得更美好

天剛破曉。

在層層高積雲後面，我看到明亮的藍天，那些雲看起來像是風起時湖面上的漣漪。咖啡就擺在我旁邊，在前廊上冒著蒸氣，濃郁的咖啡香氣夾雜著青草及生長中的菜園的清新味道，特別好聞。過去幾個禮拜，天氣變得比較溫暖，但直到今天才有了溫暖的早晨，而且不知為何，我一起床就知道了。可能因為我能從微開的窗戶縫隙聞到空氣的不同，也可能是因為我聽得出溫暖空氣中的鳥叫聲不一樣，但在我張開眼睛前，我就知道這會是一個美好、明亮的早晨。真的就是這樣。我安靜地坐著，沒有任何計畫，慢慢地啜飲，看著天色變化。我看到對街鄰居的貓咪，在牠家前窗的沙發椅背上踱步，牠是隻淡黃褐色的暹羅貓，眼睛與耳朵周圍有深棕色的斑紋。最後牠坐下來，看著鳥兒在街上的老樹枝間移動。

終於看到那張字條時，我已經在喝第二杯咖啡了。門廊最上面一階的空花盆底下，塞著一張帶有汙漬的紙條。我抬起一邊眉毛，困惑了一會兒，我掉了什麼東西嗎？可能是一封信，或是從我口袋裡掉出來的購物清單？我移開花盆，對著一張用墨水字寫的紙條微笑，上面寫著：「替你的門廊種點花吧！」紙條下有三袋種籽，都是花的種籽，不同種類、顏色各異。我笑了一下，把種籽拿起來，看了一下街上，彷彿給我禮物的人還在看著我。

我突然想到一個老朋友，很會不著痕跡地送人禮物。有一次，她在一個空的梅森玻璃罐裡放了我很喜歡的小飾品，藏在我的櫥櫃後方。我花了好幾個禮拜才找到。但當有一天半夜，我穿著睡衣和拖鞋去找點心吃，發現那個罐子的時候，感覺好像有人給了我一個神奇的物品。不只是飾品，她還給我一項禮物，就是驚喜。

我低頭看著種籽，搖了搖，種籽在紙袋裡面發出滿意的聲響，我現在也有一樣的感覺。我想，如果我今天也試著給別人一些驚喜呢？

我把杯子和種籽帶進屋內，做了些計畫。我幾天前烤了一些瑪芬，加了很多罌粟籽與檸檬，我把幾個瑪芬放在舊餅乾盒裡，綁上緞帶。我家附近有個鄰居，幾天前我才在圖書館看到他。現在是他們在大學的最後一個學期了，他們桌上疊了許多書，旁邊都是筆記。我在盒子裡放了一張紙條，上面寫著「讀書點心」。

幾分鐘後，我把這盒瑪芬放在他們家前廊，便上街往商店與街角的咖啡廳走去。我注意到在雜貨店前的停車收費馬表的時間到了，就從口袋中拿出幾個零錢投進去。我買了一小束雛菊和水仙，拿到書店。裡頭有一個書架放滿歷史小說，我把這束花放在其中一排書末端的空位，留了張紙條，寫著：「送給你的。」

我走過公園，撿起幾張紙屑，在鴨子的餵食器中丟了二十五分錢。有個帶著兩個小孩的爸爸在表演拋接果汁盒，我停下來一會兒，幫小孩綁鞋帶，打開一包餅乾。我幫人扶著門，撿一枝掉下來的筆。我替一隻坐在商店外的狗拍了一張照片，傳給一個有一陣子沒聯絡的朋友。我幫一名快遞員指路。我把一顆滾出來的球擲回學校運動場。我只是笑著，慢下腳步。我發覺急急忙忙的態度好像會傳染，平靜輕鬆地走在路上，有助於減少那種匆忙。

在回家的路上，我在對街房子的郵箱裡放了一包塞滿貓薄荷的玩具老鼠。那隻暹羅貓在牠沙發上的位子看著我。牠停止梳毛，尾巴快速地彈一下，算是賞給我的。

回到家裡，我把幾張報紙鋪在餐桌上，準備種花。我之前曾在一家小美術社停留了一下，買了亮色的

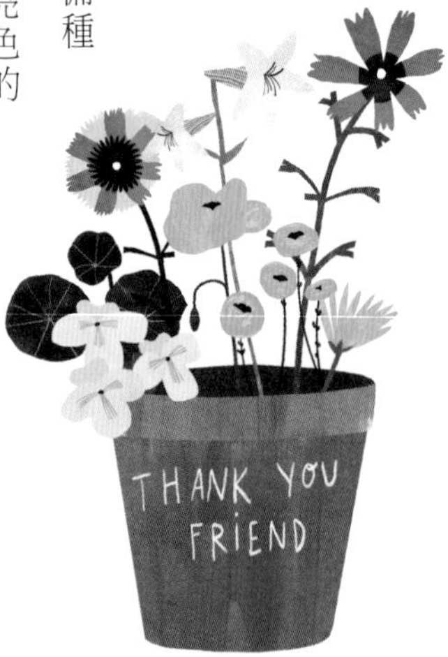

漆與小刷子。我把花盆的灰塵擦掉，漆上明亮的顏色，塗著我想要的設計和圖樣。我在花盆裡放了一些培養土，從每一袋種籽裡各拿出一些種下去，想著它們開花會長成什麼樣子。陶盆裡會有三道小彩虹。我把花盆拿近水龍頭，輕輕澆了水，然後放在前門樓梯的底盆上。我用刷子在花盆上畫上一個口信，並把那一面轉向街道，這樣，送我禮物的朋友經過的話就能看到。

上面寫著：「朋友，謝謝你。」

祝你有個好夢。

十個簡單的善意行動

一、為喜歡的店家留下好評。
二、垃圾車離開後，幫鄰居把垃圾桶拿回來。
三、傳一封關懷的簡訊給許久未見的朋友。
四、替有需要出門一晚的父母帶小孩。
五、當你得到好服務時，跟他們的經理說些讚美的話。
六、記住別人的名字，花時間打招呼。
七、在袋子裡或辦公桌抽屜多預備一支雨傘，下雨時就能借給別人。
八、當你跟別人在一起的時候，不要看手機。
九、把沒用到的折價券留在店裡相對應的商品旁邊。
十、照顧自己的身心健康。這就是最高形式的善行。

夏夜螢火蟲

小孩子生來就相信魔法。在我的成長過程中，也一直相信著。大人試圖告訴我，魔法都是假的，只會發生在故事裡，但我認為周遭有許多跡象，大人只是試著說服自己魔法不存在。當你在投幣式電話機的退幣格裡找到二十五分錢，或者翻一本書恰好翻到對的那一頁，你的視線又剛好落在對的字或插圖上，該怎麼說？要是你找到一顆符合自己手掌大小的石頭，握起來形狀居然剛好跟大拇指的曲線吻合呢？如果魔法不存在，那又該怎麼解釋螢火蟲呢？

在夏天的夜晚，我都會等待螢火蟲到來，可能從後門外的階梯上或臥房的窗戶裡。螢火蟲來的時候，我想牠們是來找我的。我們能夠對話嗎？牠們以緩慢閃爍的微光，我則是以安靜的幻想。我踏進沾滿露珠的草叢中，邊看邊等。我從沒想過要把螢火蟲關在罐子裡，即使那時年紀小，我也知道沒有人喜歡遭到囚禁。我會伸出一隻手，看看是否有螢火蟲想要停在上面休息一下。當有螢火蟲停下來對我閃光的那一、兩分鐘，我就會想，這怎麼不是魔法呢？

我猜我就是堅持這麼相信著，即使已經長大，我還是覺得到處都是魔法。譬如說，當你走在人行道上，突然跟公車上的某個陌生人對到眼，便互相凝視直到彼此消失在視線之外；當你在冷風大作時走進一家最喜歡的咖啡廳，發現只剩下一份餐點，剛好就是你最想吃的；當你得知人血液中的鐵，其實是來自地球誕生前就已存在的一顆星星；還有，你是否曾在炎熱的夏天跳進湖裡，全身被水包圍時，便忘記生命中所有其他的時刻？你還是要繼續跟我說，魔法只存在於書本裡嗎？

今晚，就是大量螢火蟲會聚集在樹林裡的夜晚，所以我想去找牠們。我光腳穿上涼鞋，輕輕地把身後的門關上。我該看哪裡呢？花園嗎？還是棚屋後方的樹叢？不，我要去公園。我想，牠們今晚會在公園裡。我大步走下車道，白天的暑熱還未散去，我慢慢往下走上街道。有些房子裡是亮的，在閱讀燈的燈光下，可以看到一個人頭與一本書的輪廓。有些房子安靜而漆黑，所有人都睡了。白天出太陽，晚上總是很好睡。有幾間房子前方有門廊，狗便躺在溫暖的木頭地板上；有一、兩個鄰居坐在鞦韆上，享受夜晚的空氣。我舉起手，回應鄰居小聲地道「晚安」。

到了公園，我慢慢地沿著小徑繞行，對一位老婦人笑了笑，她的灰臉狗狗跟她一起坐在長椅上，我避開了噴泉旁邊卿卿我我的情侶，一直走到池塘邊。有一個很小的碼頭

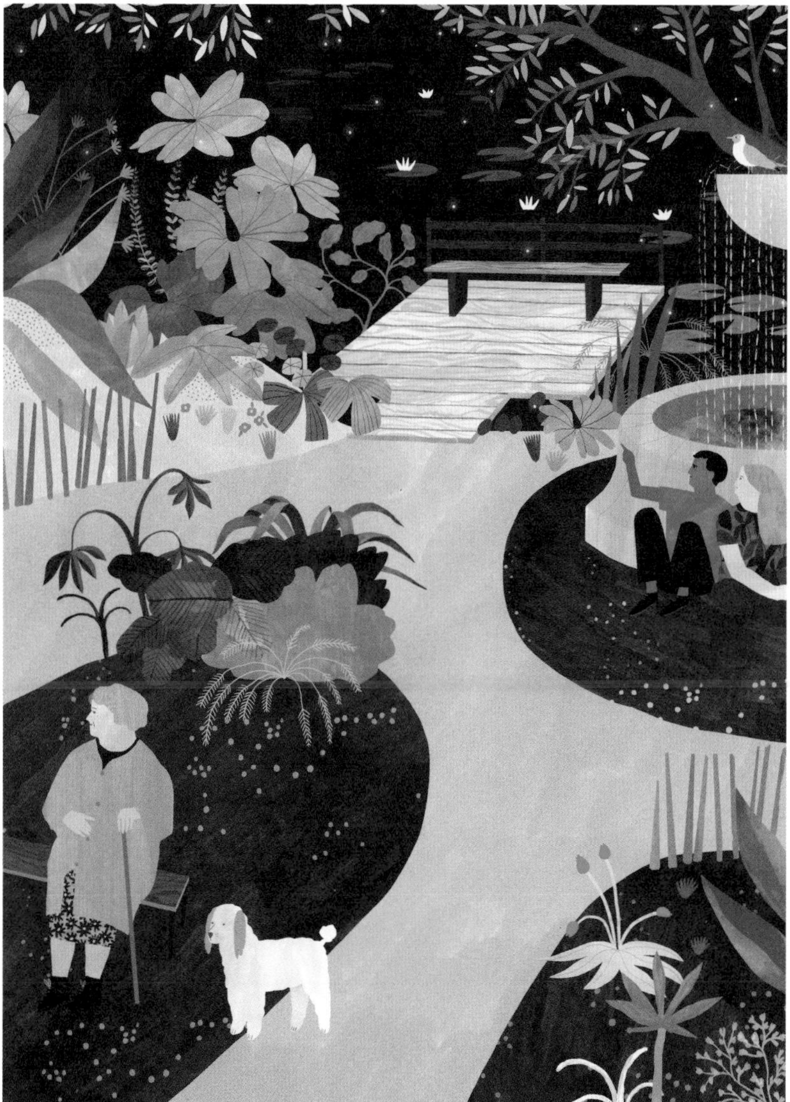

延伸到水裡，我往下走到盡頭處的長椅旁。空氣悶悶的，旁邊有蛙叫、夜晚的微風，還有昆蟲鳴叫聲。

在池塘的另一邊，我看到牠們了。在玉簪花的附近發光，也在高聳的楓樹樹幹前閃啊閃。我站起身，走到木製欄杆前，手肘靠在欄杆上。牠們發光、閃爍著。你是否發現有許多描述發光方式的詞彙？閃閃發光、閃爍、微光、有光澤、反光、光滑，以及可能是最棒的：暮光。此刻早已過了暮光時刻。夜色全黑，我手托著腮，看著這片螢火蟲。我聽說，尼羅河上會有一哩長的螢火蟲同時閃著光。你能想像嗎？那該有多明亮、有多暗，又多麼像應該去理解的語言。當混亂中浮現秩序時，人們稱之為示現。或許這只是魔法的另一種說法。

過了一會兒，我往回走到碼頭的木棧板，經過噴泉、圓形小徑、長椅，回到我家附近的街道。鄰居的院子裡有人升起營火，椅子擺成一圈，朋友們在談天、說笑。改天我可能會加入他們，但今晚我想要獨自一人。聽著他們的聲音，我微笑著走在回我安靜小屋的路上。

我關上前門，在前廊坐了一會兒。夜空很澄澈，滿天星斗，火星的光清晰可見。我知道火星將在午夜過後的一小時內落下，不久之後，木星和土星將會升起。然後在黎明之前，金星會閃閃發亮，在它身後隱約可見的是水星。它們可以獨自升起，獨自落下。我想到我柔軟的床單，涼涼的枕頭沾了夜晚空氣的甜香。我起身走進屋裡，把門鎖上，緩緩地做了一個深呼吸。接著就是睡眠與夢境。還有更多的魔法。

祝你有個好夢。

只有我們知曉的地方

青少年時期的我，對夏日夜晚的浪漫情懷十分著迷。我會跳下家門口的台階，想著：「今晚什麼事都有可能發生。」但多半什麼事也不會發生。我跟朋友會在餐館喝咖啡、看電影，或者在公園旁邊的停車場，在某個人的車上聽汽車音響播放的音樂，但我一直都覺得夏天的夜晚，好像多了一分魔幻的氣息。是因為夜晚暖暖的空氣，讓我們較不害怕。冬天會讓我們足不出戶，宅在家休息。夏天則會把我們推出門，它說：「去跟人見面，認識新朋友，探索世界。」

一直到我長大成人，這樣的感覺都跟著我。我今晚差點就打算待在屋子裡了。我站在廚房裡，沖洗著晚餐的盤子（晚餐是淋上橄欖油的義大利麵，加上當季剛出的櫻桃番茄，還有一小把從窗邊花盆摘的香草），看著夜晚的天空。我可以繼續聽音樂、在筆記本上塗鴉，聽起來還不錯。但風吹的方向變了，吹到我的臉上。廚房滿是夏日夜晚的氣息，我感受到那份在十五歲時呼喚著我的吸引力。「出來……出來看看……誰知道你會發現什麼？」

幾分鐘後，我就騎著腳踏車滑行在附近的街道上了。白天很熱，吹在皮膚上的風很涼，感覺剛剛好。我不知道要去哪，只是一直踩著踏板。我挺起身踩踏板，奮力騎上一個山丘，再從另一邊高速滑下。我繞過充滿舊維多利亞風格建築的那區，放慢速度，好奇地透過鍛鐵大門縫隙偷窺。有些是整潔的英式花園，種著一排排分佈均勻的飛燕草。有些人家則是雜草蔓生，慢慢占據了廢棄的院子。廢棄的地方最得我心，似乎充滿著祕密與故事。

我騎進城裡，快速掃視忙碌的街邊咖啡廳。人們在吃東西、喝飲料、說故事。我停在路燈下，看著一對情侶分食餐點。我想那可能是他們的第一次約會。他們似乎有點在試探對方，互相偷看了幾次，然後笑出來，露出真誠的微笑。我又想，可能是第二次約會吧。我騎進公園，把腳踏車靠在此時已經打烊的書報攤旁。我跟一個推車小販買了一杯檸檬冰，在路旁坐著吃了幾分鐘。

在我快遺忘的記憶中，有某件美好的事，跟這個公園有關。可能是舌頭上的檸檬冰喚起了那段記憶。我們那天晚上有吃嗎？我把眼睛閉上片刻，那時是盛夏，蟬大聲地唱著歌，我們把腳踏車停在噴泉旁的車架上。

我決定進一步探索這段記憶，因此我站起來，把空的杯子丟進回收垃圾桶。我轉向公園後方邊緣的小路，感覺那條小路吸引著我。那條路很窄，路上一開始是碎石子，然後是碎木塊，接著我腳下又變成滿滿的沙子。

我們來過這裡，走上這條小路，只是邊散步、邊探索便發現了它。這條小路通向一片寬闊的草地，一側有一排種得很密的高大黃楊木。現在我便轉身看著這排黃楊木。它們形成一堵厚厚的綠牆，似乎標示著公園的終點……但沒有。那裡有一塊空間，在夜晚的微光下被掩飾了，那空間不比我的肩膀寬，可以穿過去，踩進去。沒錯，就是那裡。

那天晚上，我們曾穿過去，找到這個地方，一個低窪花園。我們睜大了眼站著，我有點緊張地笑出來，以為我們偶然發現了一個從未有人發現的地方。年輕的時候不就是那樣嗎？不管到哪，都覺得是你發現與創造了一切。好像沒有人像你這樣愛過，或沒有人像你這樣心痛過，或其他在你成長、變成自己的過程中的一百萬個例子。

我細看那座石頭水池，形狀長長的，帶有一點綠色，沿著那排樹木，在轉彎處有張

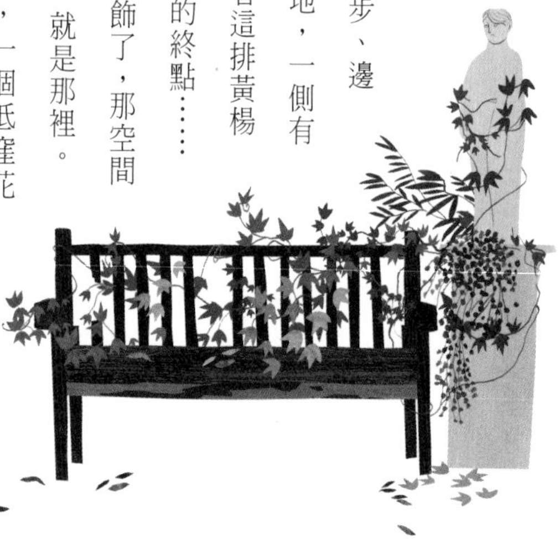

長滿苔蘚的小長凳，和一座隱身常春藤裡的頹圮淑女雕像。我回想著，心跳有點加速。我們曾經就像咖啡廳的那對情侶，彼此試探，又有點羞怯。但我們無法抵抗夏夜的力量，它征服了我們的害羞。是我先主動的嗎？我靠上前去嗎？還是……？嗯……

回家路上，我邊踩著腳踏車，邊想著這個記憶的禮物，就像留在舌尖上的香甜滋味，真慶幸我今晚有出門。在夏天的夜晚，什麼事都有可能發生。我能找到通往遺忘的過去的路，回到一個只有我們知曉的地方。

祝你有個好夢。

公園音樂會

那天，是仲夏的某個週三或週四，是個大晴天。我下班回家後在院子裡晃了一下，然後剪下可插滿一個花瓶的老虎百合，將花瓶放在前門旁的檯子上，另外再抽出一朵花，插在我床邊桌上的小花瓶中。幾年前，我的愛人總是會為我做這件事——檯子上放一大瓶花，床邊放一朵花。我發現這麼做很浪漫，也讓人心情愉快，於是之後便為自己保留了這個習慣。浪漫與好心情很重要，就算你獨自一人時也一樣。

我替自己倒了一杯冰茶，從廚房窗戶內看著車子經過。我盯著車流，迷失在自己的想像中一會兒。一輛車直直地開，另一輛車轉彎，我站著想，在這美好的夏日午後，這些車子要去哪裡呢？有時當我們跨出自己的視角，會突然產生一種領悟：每個人都是自己故事中的主角，我們都只是在別人的故事框架中串場，擔任配角或群眾演員，但除了自己的故事之外，我們不會真正了解任何故事。

我摘下眼鏡，目光落在用磁鐵貼在冰箱側邊的日曆。幾週之前，我就在今天的這一格寫上：「公園有音樂會，晚上六點」。我看看手錶，發現還有十五分鐘，剛好夠我走進市區，在舞台旁邊找個長椅上的空位。

我把包包掛在肩上，綁好球鞋鞋帶，以輕快的步伐走向公園。快步走感覺不錯，夏日的空氣飛快掠過肌膚。我經過前院時，留意到有不同的花、地被植物，與樹葉茂密的多年生植物。公園旁邊的轉角有一棟老房子，前方步道兩邊都有巨大的石器盆栽，我停了一會兒，欣賞那長在細長莖上的象耳芋葉，現在莖已經有好幾呎高了。象耳芋的葉子形狀像箭頭，柔軟的葉片大得出奇，上頭有顏色鮮明的葉脈。我很期待看看這些葉子到九月時會長得多高。

我繞過池塘，到了一處凹陷下去的貝殼形空間，那裡有固定在地上的長椅，舞台上方是用薄木條組成的頂篷，上面點綴著一株藤蔓。

樂團已經開始演奏了，那是個四人爵士樂團，有低音大提琴、鼓、鋼琴與小號。我附近的長椅上都坐滿一家人、情侶與像我一樣專程過來聽音樂的人，還有其他人是下班經過剛好聽到音樂，就走過來欣賞。我把背靠在長椅椅背涼涼的石頭上，閉上眼睛聆聽。音樂的旋律很熟悉，跟我從小就開始聽的老爵士樂唱片一樣，之後轉為陌生的曲式與節奏，再換回來，又轉過去。我抬頭看舞台，注視著鋼琴家和小號樂手。他們正看著彼此，有時同意地點點頭，彷彿在說：「很棒的主意，再多來一點。」偶爾，其中一人會突然大笑出來，我才知道樂團裡的某人演奏了個音樂玩笑（musical joke）。我不懂他們用的語言，無法轉譯或轉述那是什麼，但音樂聽起來十分優美。

我看到前幾排有一個小男孩。他正看著那名低音大提琴手用有力的手指，充滿自信地在琴頸上上下按弦。當小號聲響起，旋律在空中盤繞，此時她把低音大提琴抵住尾針旋轉，並及時轉回來趕上拉出下一個節拍。那個小男孩跟著音樂拍手、興奮地晃動著雙腿。

我想起一個似曾相識的時刻，是幾年前一場不同類型的音樂會。那是在一座老舊的戲院裡，木製的椅子嘎吱作響，寬闊的天花板上，貼滿用飾板加框的對稱壁畫，已有百年歷史。有個朋友知道我期待這個音樂會很久了，透過關係，幫我弄到了第一排正中間的位子。當表演者上台，坐在他的大提琴旁時，我幾乎可以碰到他。我有預期他的演出會讓我著迷，舊劇場產生的音響效果會令我如痴如醉。但我沒有料到自己臉上會流下淚水、那種呼吸被抽出體外的感覺，以及幾乎無法跟上輕敲進我胸膛的音符。我大口吸氣，手壓在胸口，一動也不動地坐著，才不會破壞他演奏時散發出來的咒語魔力。我從未有過這樣的經歷。這個人不只是在說一種我聽不懂的語言，他本身就好像來自不同的星球，在向我們展示來自宇宙另一邊的語言。

不是每個人都能演奏出那樣的音樂，事實上，每一代都只有少數人做得到，但這並不會減少公園裡這個小巧音樂會的樂趣，或一連串音符切斷思緒、讓我們回到當下的力量。我家附近有個會吹單簧管的鄰居，有時候我外出散步，會聽到他的吹奏聲從一扇打開的樓上窗戶傳出來。他的吹奏有時短促無力，但也很有耐心而堅持，我總是很高興能聽到。那讓我回想起以往在學校樂團的時光。我曾開玩笑說，我是第八長笛手，即使我們只有五個人。說穿了，是因為我學得不夠快，就放棄了。我那不成熟的腦袋想著，如果沒辦法做到最好，我就放棄。愚蠢的青少年。我很慶幸年歲的增長賜給我智慧，現在我了解，我不用當最好的，在單純演奏樂器的過程中，就能得到許多意義與樂趣。

我希望那個隨著音樂搖晃雙腿、拍手的男孩，在輪到他參加學校樂團時，能比我聰明一點，不過我也提醒自己，每個人都有自己的學習之路。每個人都有自己的故事。

祝你有個好夢。

夏日夜晚

我們游了整天泳。我們奔向碼頭，溼溼的腳啪啪地踩在日晒過後的木板上，姿勢亂七八糟地俯衝入水，或是雙手抱膝跳進湖裡。我們划著滑板和獨木舟玩，懶洋洋地坐在輪胎內胎上飄，用手指滑過水面。我們聊天，跟著收音機唱歌，講笑話，把彼此逗得樂不可支。然後我們會把自己拉出水面，躺到休閒椅上，把草帽蓋在臉上，伸個懶腰，在炎熱的夏日陽光下睡著。醒來後，我們便把手伸進冰桶，拿些冷飲，吃著薯條配莎莎醬，再跳回湖中，激起的水花噴到雜誌和平裝書上。

下午太陽西斜，我們會在泳衣外套上短褲與背心，走進屋內，做一頓豐盛的夏日晚餐。花園裡花開得正盛，那週的農夫市集攤位又極誘人，讓人無法抗拒，於是房間內就滿滿都是夏季的蔬菜與新鮮水果。我們把兩打玉米遞給幾個同夥的朋友，他們把玉米拿到房子後廊，剝掉新鮮的外皮，放進棕色紙袋。我們點燃烤肉爐，把調味過的厚切茄子、南瓜與新鮮迷你馬鈴薯排在爐架上。我們醃好波特蘑菇，把它們放上烤架，嘶嘶作響。

我來自義大利的祖母教我，如果是當季的蔬菜，像我們現在有的這些，只要用好的橄欖油、大蒜、一點海鹽，與一、兩種香草調理就好。我們那天早上從花園中摘了一大盆四季豆，我照著祖母的食譜做了一道四季豆沙拉——加入大量新鮮薄荷與一點酸醋。當蔬菜在烤架上烤好，我把至少兩條的農場自製麵包切成厚片，放在烤架上烤至酥脆。我有像山一樣多的成熟酪梨能夠配吐司，我小心地將酪梨剖半、去籽。當你用刀劃過酪梨，轉一下將兩半分開，在看到果肉之前就知道裡面熟度正好，又綠又軟，整顆都沒有碰傷，這種感覺真是讓人心滿意足。我很喜歡一次又一次地把烤過的吐司放在托盤上，挖出適當分量的酪梨泥加在上面。我在某些吐司上加了辣醬，其他的則只撒上一點鹽與胡椒。

當大家都聚集到餐桌旁，我擺出一盤盤吐司與幾碗香味四溢、口感清脆的豆子。有烤蔬菜、新鮮沙拉、熱呼呼的甜玉米、自製鷹嘴豆泥、莎莎醬，還有香草羅勒青醬。我們互相聊天，伸手拿盤子，遞盤子，把彼此盤子裡的菜都吃光。我們把冰水倒入杯子裡，從冰庫中拿出啤酒，開了玫瑰酒與普羅賽可氣泡酒，不停地吃。當太陽下沉到樹的後方，我們把盤子往中間推，繼續待在桌邊聊天，點起香茅蠟燭以驅趕夏天的蚊蟲。有人拿出幾碗新鮮莓果，從烤箱中拿出熱熱的卡布樂果餡餅。「不！」我們大喊著，「不要再來了，我們吃不下了。」但我們總是有辦法吃完。

我們把盤子帶進屋裡，某個好心人開始洗盤子，另一個人便開始擦盤子。我們轉開收音機，在整理廚房時一邊哼著歌。我溜進房間，穿上家居褲，套上溫暖柔軟的連帽衫。我的皮膚被太陽晒得熱熱的，但同時也感到有點涼，乾淨的衣服感覺真好。我洗把臉，搽了護唇膏，穿上夾腳拖，回到外面。

此時營火已經生好，椅子都被拉到營火旁。我們把腳翹起來，看著才剛現身的星星。樹上的螢火蟲閃啊閃的，一襲微風把水的味道帶進鼻腔。在夏日夜晚會帶給人這樣的感覺：當你看著天空，突然想起了宇宙有多古老、多巨大，自己又有多單純與渺小。想起自己的渺小，我慶幸自己也能把煩惱、怨恨都擱在一旁，去尋找快樂。我環顧友人的臉，火光在他們的雙眸中閃著光芒，我們全都笑著、聊著，一同創造回憶。我很滿足於身處之地，也很感激能與朋友在一起。

我把頭往後靠在舊涼椅上，深深地吸進一口夏日夜晚的空氣。今晚，我將會睡得很沉且安穩。

祝你有個好夢。

四種酪梨吐司

兩片的分量

酪梨吐司最棒的一點，就是不管弄得很簡單還是很精緻，都一樣好吃。可以當作美味快速的早餐，也可以成為午餐或晚餐的主角。一定要從挑選好的麵包開始，要用厚實的麵包，才能盛得住美味的酪梨泥。我喜歡酸種麵包，或是上面鋪了穀粒的粗黑麥或裸麥麵包。

- 兩片品質良好的麵包，切厚片
- 一顆成熟酪梨，去籽、削皮、切片

單純原味吐司

- 胡椒與鹽，適量

煙燻、重口味的墨西哥吐司

- 煙燻辣椒醬（Tabasco有一款不錯！），適量
- 四分之一茶匙塔吉醬，或適量

泡菜芝麻吐司

- 二分之一杯泡菜
- 兩湯匙烤過的芝麻

沙拉吐司

- 一杯堆得鬆鬆的芝麻葉
- 一湯匙特級初榨橄欖油
- 一茶匙新鮮檸檬汁

將吐司烤過。

將一半酪梨用湯匙放到每一片吐司上，用叉子輕輕壓成泥。

單純原味吐司做法：均勻地把適量的鹽與胡椒撒在酪梨上。

煙燻、重口味的墨西哥吐司做法：均勻地把適量的煙燻辣椒醬與塔吉醬撒在酪梨上。塔吉醬是由辣椒、鹽巴與萊姆混合而成的一種很棒的醬料。它的味道滿強烈的，所以撒上去之前先用手指嚐嚐味道。

泡菜芝麻吐司做法：均勻地把四分之一杯的泡菜鋪在每一片上面有酪梨的吐司上，撒上芝麻。如果你只有生的、未烤過的芝麻，可以放在乾的平底鍋裡，用低溫烤一分鐘左右，頻繁地搖一搖平底鍋。當芝麻聞起來有點焦香味與堅果味，微呈淡褐色時，就關火，立刻使用。剛烤過的芝麻味道很棒，適合加進簡單的生菜沙拉、飯或麵裡，當然，還有酪梨吐司。

沙拉吐司做法：把芝麻葉放入中型的碗，灑上橄欖油及檸檬汁。攪拌到芝麻葉都均勻沾附到醬汁。將芝麻葉平均鋪在吐司上，盡可能放在酪梨上不要掉下來。

避開常有人走的路

我總是會離開大馬路，去探索一些從沒去過的地方。或許我期待遇到什麼驚喜，像是從樹叢後面看見一處隱藏的廢墟，或是偶然發現一座我不知道的瀑布。大多時候，我看到的只是更多森林、更多田野、更多倒塌在被人遺忘的農地上的舊房子，不過就算是這些，就已經夠神奇了。有時候看到一些仍然屹立在高大樹枝上的老樹屋，我就會想像，是誰爬上過那些釘在樹幹上的木板，誰曾在那間小小的房子裡玩家家酒，這些人現在可能身在何處。我會想他們是否有時會停下來，懷念爬樹時手指感受到的木頭感覺。

今天正是最適合探險的好日子，天空很藍，暖和的夏日空氣透過打開的車窗飄進來。我停在一個有陰影的十字路口，打量了一下那條有許多輪胎痕跡的泥土路。我往左看，轉了進去，一些碎石從我的輪胎下迸出來。那條路有點陡又高低不平，不斷得避開路上的花栗鼠與松鼠，因此我開得很慢，走走停停，好看清楚某一片田野或樹叢。我轉到一個角落停了一下，好讓一排火雞邊啄食邊昂首跨步，拍著翅膀穿越馬路。

我繼續往前開，感覺有點迷路，但樂在其中。我並沒有要到哪裡去，所以不管開到哪裡都沒錯。山丘逐漸平坦，變成寬廣的平地，遠處可以看到幾個筒倉，然後是幾間忙碌的農場，有拖曳機和脫穀機在農地上來回移動。

就在玉米和小麥田的外側，我發現有一片呈亮紫色的土地，我把臉伸出車窗外，聞到甜甜的新鮮薰衣草香。再往下開，我看到一條通往紫色農地的道路，入口有個指標，寫著他們還在營業，也歡迎訪客光臨。

我從來沒有看過這麼多薰衣草種在同一個地方，它們開滿車道兩旁的田野，一排排間隔均勻、整齊，中間圍著一間小屋及停車場，一直延伸到視線所及之處。我把車停在小小的停車場，讓窗戶開著，希望花香能竄進車內。我在一排排的薰衣草中間走了一下，偶爾停下來，把手伸進繁茂的灌木莖中，感受它們那些短短的綠葉，看起來有點像迷迭香。亮紫色的花在我的肌膚留下一股乾淨且帶有薄荷味的香氣，這也讓我想到浴室裡的香皂，不過味道更強烈而驚人千倍。我在想，如果我是生活在幾百年前的治療師，第一次偶然發現薰衣草，我一定會認定它們是藥草。

我沿著一條薰衣草田旁的小石徑走，看到幾棟小建築，還有一些空地值得探索。有一間用舊棚子搭建成的簡易商店，架子上擺滿了手工皂，還有塞滿細小紫色穀物的小袋子。櫃檯後方的先生得意地告訴我，每一罐味道濃郁的精油都是他們自己蒸餾的，旁邊放著噴在被單與衣物上的薰衣草花水，還有蠟燭，裡面點綴著綠色、紫色的薰衣草碎片。我買了一些東西，包括一小瓶珍貴的薰衣草精油，付錢時我看到店員把錢放進櫃檯底下的舊錫罐裡。

那位先生向前指了指路，歡迎我繼續隨意看看。我謝謝他，欣然接受他的建議。沒多久，就看到另一個棚子，裡面每一吋牆面都掛著乾燥薰衣草。一束束的薰衣草交疊，倒掛著，莖吊在半空中。數百朵花束讓裡面的空氣溫度更高，氣味更濃厚。我站著，讓香味染上全身。吸氣的時候，我覺得平靜又放鬆，我想我從未在 spa 裡聞過這麼好聞的味道。有時候現代的奢華享受，就是無法重新創造出自然界那麼豐富的物產。

在乾燥花棚外，有一個高高的銅質蒸餾鍋，旁邊有個灰髮婦人正把一條捲曲的管線接在鍋爐上。她抬頭對我微笑，問我是否知道他們如何把田裡的薰衣草蒸餾成店裡賣的精油。我說不知道，但我想多了解。她脫下厚厚的工作手套，伸手進籃子內，抓了一把新鮮的薰衣草花梗。她跟我說，這些是她早上剛剪下來的，最接近花蒂頭的部分，不會帶有太多的莖，這就是產出高品質精油的一環。她一邊跟我講蒸餾的事，像是壺子裡裝著滿滿的薰衣草，慢慢地蒸餾出精油，一邊帶我走到蒸餾鍋附近，我們一起蹲下，看看油與蒸氣分離的地方，油會進到一個玻璃瓶中。我猜她這段故事應該已經講了不下幾百次，甚至上千次，但她還是元氣十足，驕傲地分享製作精油的祕密。然後，她的頭往前示意了一下，似乎暗示那條路走下去還有更多可以看的。

我今天出門本來就是要探索的，原本以為我可能會看到常見的農田與森林，當然也希望看到預料之外的東西。我提醒自己，發現驚喜是多麼甜美的事，避開常有人走的路又是多麼美好。

祝你有個好夢。

信封裡的信

也許是二年級，或是三年級的課本，其中有一篇文章提到筆友的故事，主人翁是一個來自葡萄牙的小女孩與一個日本小男孩。

他們不斷地通信，聊著自己的家庭、寵物和學校。其中有幅插畫，描繪他們等信的樣子，迫不及待想聽到地球另一端的朋友捎來信息。這也掀起我們班上一股交筆友的旋風，老師了給我們一串帶有地址的名單，是位在波特蘭的一個班級，他們班也想交筆友。我圈了一個名叫安娜的女孩名字，盡責地開始寫信給她。我不記得我到底寫給她什麼，或她寫給我的內容，但我記得在郵箱裡發現她的信的激動。那是一個綠色的信封，還有她帶著異國風味的字跡。我還記得她怎麼寫 4 這個數字，以及她用墨水描出 J 和 F 的樣子。

後來我跟安娜因為忙著小學生各個時段該做的事，失去了聯繫，但我從未停止寫信給朋友。我會在信裡面放上押花，在信封上隨意畫上鳥兒和樹木，有時候匆匆忙忙在明信片上寫下笑話，有時寫太多頁，需要多貼點郵票和膠帶才能把信封好。我有好多捆收到的回信，我用緞帶、繩子把這些信捆起來，收在一個長長扁扁的盒子裡，然後塞在床底下。下雨時，我會把這些信拿出來，看看我們十年前聊的是什麼。

今天早上，當我想著床底下的信時，聽到郵箱被打開又關上的聲音，那時我正好在一片厚吐司上塗了花生醬當作早餐。我把整疊信與廣告傳單拿到餐桌上，瞥見有封淡藍色信封的一角，上面還畫著愛心，頓時感受到一股興奮之情，我想跟那個日本男孩及葡萄牙女孩接到信的心情是一樣的。那是一個小小的方形信封，用工整的字跡寫上我的名字，封口用花朵形貼紙封起來。我把那封信靠在裝著葡萄柚汁的玻璃杯上，坐著吃完吐司。我喜歡等心情平靜後再打開信，這也會讓我更加期待，當然我也不希望漂亮的藍色信封沾到花生醬。我慢慢地吃完吐司、果汁以及夠熟的香蕉，然後把盤子收好，洗完手，才把信帶到後廊一處陽光充足的地方，這樣我才可以邊讀信邊眺望苗圃。

那封信是一個兒時的朋友寄給我的，我們同在一條街上長大，但現在兩人住的地方距離很遠。很多不常見面的人，會寫長長的信，報告彼此在工作上、情感上以及家人生活的近況，這些的確有用，也是不錯的資訊。但是我跟朋友通信的內容不是這樣，我們會寄一些好玩的小禮物，就看寄信時覺得什麼東西有趣。

這一次，我在信封內看到一張書單，是她過去幾個月所看的書，旁邊有她親手畫的幾顆星星，並寫下她對這些書的評語。另外，她把鄰居給的咖哩食譜寫在橫紋便條紙上，還有戲票的票根，背面寫了一句她很有感觸的台詞。還有她兒子寫的跟夏令營有關的紙條，外加一條口香糖，是我高中時很喜歡的那種口味。我打開錫箔紙，在走廊上就嚼了起來，再回頭看那一小堆東西。她的書單上有幾本書我也讀過，也在想我會怎麼評比。然後，我發現我有那份咖哩食譜上的所有材料，這樣，晚餐就有著落了。我記得我們在夏令營隊時發生的一些故事，想著或許可以把這些故事寫下來回信給她。

我回到屋內，翻了一下我的文具盒。裡面有各色各樣的紙張，有到遠方旅行時或在街角雜貨店買的明信片，還有一疊舊照片。我收藏這些照片好久了，有些來自閣樓裡的舊相本，有些是在別人家車庫拍賣，或是逛跳蚤市場時買的，東一個西一個。有時候我會拿著一張很舊很舊的照片，想著這是不是此人所留下的最後一幀影像。他們在某個地方過了一生，有過愛，也有過失去；有他最愛的歌，也有跟他勢不兩立的仇人。感覺上，似乎我看這些照片一眼，就會讓他們重拾一絲生氣。我抽看著這些照片，抽出一張六〇年代的拍立得照片，那是一名小男生與祖母坐在一張圖案難看的沙發上；另一張更古老的三〇年代照片，是兩個穿洋裝的女生站在有隔板屋頂的前廊。在拍立得那張底下邊緣空白處，我寫著：「在紅棗內塗上杏仁醬，或薄荷葉，但不要同時加這兩樣。」在那張兩個女孩照片的背後，我寫下給朋友兒子的話：「問你媽媽營隊表演秀的事，她現在還跳踢踏舞嗎？」我想到那段回憶，就笑了，不知她兒子是否也會笑。我又加入從當地報紙的社會新聞版撕下的一頁，是有關一個偷鄰居花的女慣竊犯的報導，並且在「嫌犯尚未逮捕」這行字下面畫了線。最後，我寫下幾行我那一週去圖書館聽演講的心得，那是一場談嫁接蘋果樹的講座。我跟她解釋，「接穗」就是植物莖芽被嫁接的部位。我告訴她，「砧木」就是植物的新家。

我把這些都放進信封裡，用紅色的蠟把它封上，上面壓上一個星型的印花。我收到一封信，也回了一封信。我不知道朋友是不是還記得小學三年級的故事，但仍在信封上面寫著：「從日本到葡萄牙。」

祝你有個好夢。

夏日遊樂場

小時候，我們總是在白天到遊樂場玩。我們玩各種遊樂設施與遊戲，吃著擠上黃色芥末的椒鹽脆餅，以及弄髒嘴巴的藍色冰沙。我們一點都不介意炎炎夏日，從這一攤跑到另一攤，彼此叫喊著接下來要去玩什麼。到某個時間點，我們就會集合回家，儘管大家滿身灰塵，精疲力盡，但還是嘰嘰喳喳地聊著我們那天看過與做過的事。現在，成年的我們喜歡下午晚一點才去遊樂場，那時候太陽已經沉落在樹林後面，最熱的時間已經過去，傍晚的微風漸漸吹散仲夏的熱氣。

今天，我們從家裡出發，手牽手朝著遠方遊樂場的聲音走去。在我的記憶中，遊樂場相當巨大，經常讓你迷路，而且永遠有一些角落是你沒有探索過的。但如今，我看到的遊樂場只是都市公園的綠地與旁邊的沙地停車場，還有一排藝術家的攤位，一直延伸到河邊。

沿著遊樂場周圍，有一家當地果農擺了高大的木箱，裡面裝滿當季成熟的水果。桃子、李子、甜桃、橘黃色的迷你杏桃，成堆地散發出香甜的氣息。在夏季的這個時刻，正逢許多水果盛產，果農十分慷慨，讓大家自行拿取。我最喜歡的就是李子，不過李子如果沒有熟透，吃起來就會很酸，很難咬下去。

我們停下來看看有什麼水果，我找到一些小顆、但柔軟且聞起來已經成熟的李子。李子皮上會有一層亮霜，底下是深紫色。我把李子放進口袋，想晚點再吃，也許冰一下會更好。我突然想到我喜歡的那首威廉．卡洛斯．威廉斯（William Carlos Williams）的詩，他也說要把李子冰在冰箱。

我們再度牽起手，走進遊樂場的中心。小孩子互相追逐，好友們成群結隊走在路中間，有個人把泰迪熊挾在腋下，可能是在路上某個遊戲攤贏到的禮物。觀察人是很棒的一件事：有對老夫妻坐在長椅看著前方，拐杖靠在一旁，兩人中間放著一桶爆米花，當他們把手指伸進去桶裡拿爆米花的時候，手指就會碰在一起。還有一群青少年（那是青少年的集合名詞，「一群」或「一夥」的青少年）在自吹自擂，開心又大聲地講話，應該是因為過了兩個月不用上學的日子，他們站在摩天輪旁邊很引人注意。那邊有四名女子，長得很像姊妹，每個人都是一頭黑長髮、擦亮粉色唇膏，愜意地聊著天，偶爾會有小孩跑過來跟她們要一塊錢，或是把一件不想穿的毛衣塞給她們。我心想，這些小孩真幸運，能夠輕易找到阿姨或媽媽幫他們綁鞋帶。不過得等他們長大了，才能了解這是多美好的一件事。

我們自己在青少年時也常坐摩天輪，我們不再需要泰迪熊，也還沒準備要坐在長椅上吃爆米花，於是我們走過這群人，到河邊賣藝術品與手工藝品的攤位。我們慢慢地走，看著鑲著拋光寶石的銀戒、畫有當地代表建築物的水彩畫、肥皂或護膚霜（我買了一種可以防蚊子咬的），以及可以在上面寫故事的迷你手工書，還有一排排的陶器。

我非常迷戀茶杯、咖啡杯，不管家裡有多少個，總是想要再買更多。我看的時候，牽著我的那人捏了捏我的手，我知道他的意思是要我去挑一個喜歡的。我發現了一個小的寬口杯，釉色是平滑的青綠色，把手頂端有一個寬寬的地方可以放大拇指。付錢時，我看著店家用昨天的報紙包好，我放進袋子裡，準備明天早餐就用這個杯子喝茶。「我可以配我的李子吃。」我想。

天色暗了下來，高聳的街燈也在身旁亮起。我們可以回家，也很快就會回家，但或許可以再沿著河走遠一點。畢竟，在一整年的時間裡，夏日夜晚不可多得，應該細細品味。「我們就走遠一點吧。」

祝你有個好夢。

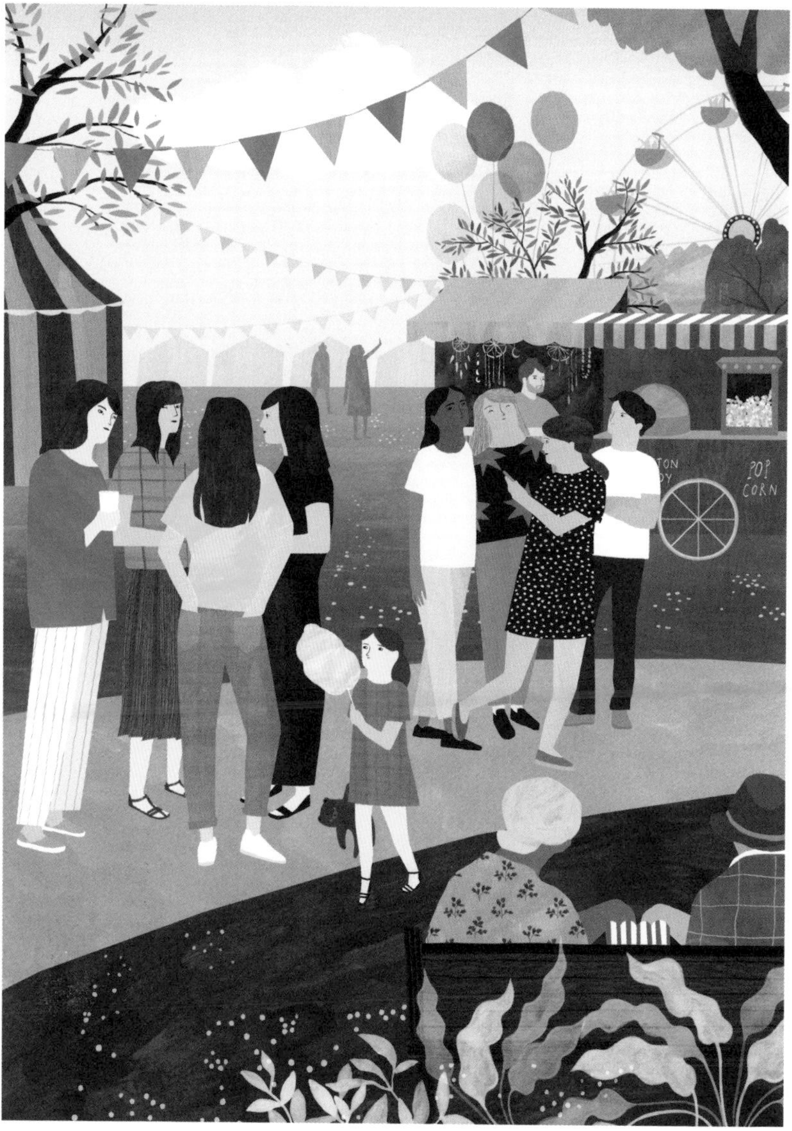
POP
CORN

林中觀星

森林裡的寧靜，跟城市或附近街道的安靜不一樣。因為森林裡不是全然的安靜。鳥兒歌唱、葉子摩擦的聲音，會一層層地從樹枝上傳下來；花栗鼠互相追逐、鹿穩健地踏步，以及昆蟲發出的卡嗒與嗡嗡聲，也會一層層地從地面傳上來。森林中的寧靜並不存在於樹林，而是存在於身處森林的我們心中。這就是我們來到森林所追求的，在遠離一切、甚至包括我們喜愛的事物幾天之後，深入全身心的寧靜。有時候，跟所愛的事物也需要保持點距離。

我們在高聳的松樹下找到一塊空曠的營地，松樹的針葉為帳篷鋪好了厚地毯。樹叢中間還有不少空地，可供我們散步或觀察動物的日常行為。望向遠處，我們可以看到有些升起的山峰，比山丘還要高但不算是山。我們發現一個可以生火的地方，就把睡袋拿出來，整理了一下食物，把露營椅放在最適合看日落的地方。之後，我們隨處走走，找到一條湍急的溪流，我用手指撥著水流。接著發現一條前人走過的小徑，可以直通湖泊，沿途我還搜集了一些光滑的扁平石頭，可以用來打水漂。

晚上，我們觀賞螢火蟲。牠們就像移動中的星群，我發現牠們移動的形狀很像白天雲朵變化的形狀。在此同時，我覺得我的身體系統非常平靜，我又重新找回專注。有時候，在忙碌的工作、家事與各種待辦事項中，我的心思很難停在我努力為它開闢的路徑上。我無法維持注意力，會忘東忘西，事情只做一半。在這裡，我卻發現我可以仔細聆聽早上鳥叫的聲音，或看著湖裡的米諾魚在我腳踝旁邊繞圈子，所有感官都能留在當下。當然，這些感受不是同時發生，但的確都發生了。

明天我們就會打道回府。我準備好要回去了，但今晚，我希望更深入那層寧靜，完全獨處一些時間。我們兩個都希望如此。雖然在一起很好，但是各自分開也很有吸引力，所以我穿上健行鞋，出門踏上一段小徑，想要找一個可以看星星的地方。

那天晚上沒有雲，我越過營地邊緣那排樹木，輕易就找到一條路。有個地方，我那週去了好幾次，位於斜坡上的較高點，有一塊平整的大石頭，能夠讓我呈大字形躺在上面。我之前去過那裡俯視湖泊，也能看到遠方的樹冠層，不過今晚我只想要抬頭看。走到那裡需要幾分鐘，我邊走邊感受腳下的路徑，腳似乎更能找到對的位置，靴子能平穩地踩踏上去。這是我有時會忘記的事，若養成習慣，就會越做越好，不管是在山中健行、學一門新語言，或只是在事情不順時多點耐心。我母親經常說：「今天說一句好話，明天就會過得更順利。」

我帶著一條舊格紋毯子，抵達後，我把毯子抖一抖，蓋在平坦的岩石上，然後全身躺上去，雙手枕在頭下方，一隻腳跨在另一腳上，十足的觀星架勢。星星明亮得叫人屏氣凝神，我幾乎捨不得眨眼。我太習慣與街燈、電子看板、高樓共享的天空，星星只是背景中模糊的一塊，但在這裡，它們佈滿了整個天空。星星亮得令人詫異，儘管它們距離我們那麼遙遠，感覺卻伸手可及。

我想著自己在這塊岩石上，在這片連綿的森林中，接著讓自己的視野擴大。我把視角拉得更遠，納入更多空間。我想著周遭的城市、國與國之間的邊界，還有廣闊無際的海洋。我將自己想成一丁點亮光，跟著其他幾十億顆微小的亮光，點亮我們的藍色小點。我繼續拉遠視野，想著在國小學到的那些行星名稱，在我們的空間旁遊蕩。土星的光環，海王星的黑點，木星和它的五十三個衛星。我進一步擴展我的思考範圍，將空間延伸到望遠鏡看不到的地方，或經由方程式所能預測的範圍之外，想著如果我們跨過去，可能遇到的不是一大面牆，而是更多無盡的廣闊空間。慢慢地，我開始把視角縮近。

我把思緒從太空、行星與太陽，拉回到我們在宇宙中的位置。我在腦中把大陸的形狀、地景、湖水與周遭的山巒縮得更近，畫面回到這顆岩石與我的身體上。我感受到氣息透過鼻子流動，還有放鬆的緩慢心跳。我感受到四肢的重量與身上衣服的觸感。

在這過程中，我的視角又重新校準了。我來，是為了尋找寧靜，我也找到了，我的身心靈都重新歸位，記起我是誰，什麼對我才是重要的。我準備好要回去了。

祝你有個好夢。

森林中的寧靜並不存在於森林，
而是存在於身處森林的我們心中。

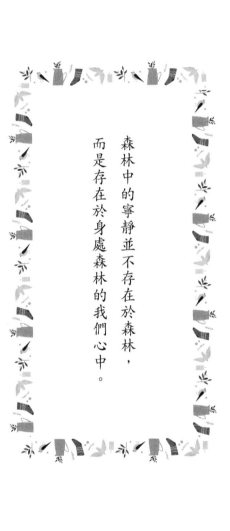

夏天，與我的狗

我們醒來時鼻子碰著鼻子，一如以往。我們躺著不動一會兒，互相眨眼，送走清晨做的最後一個夢，聽著樹梢間的鳥叫聲。然後，牠開始開心又充滿活力地搖起尾巴，連床都跟著晃動，我忍不住笑出來。我的狗每天起床都很開心。

那天牠絕對有開心的理由。我一整天都空下來給牠，打算做些我們最喜歡的事。牠跳下床，我走在牠後面，還帶著一點睡意，揉揉眼睛，再深呼吸幾口早晨的空氣。

我們一起出門，牠聞過草地、進行晨浴時，我站著不動，只是看著橡樹的樹枝。松鼠沿著樹枝追逐，鼓脹的雙頰裡裝的是牠們的早餐，知更鳥與一隻高大的冠藍鴉在樹葉之間輕快地飛掠。早晨的日常光景。我在靠近菜田的邊緣處彎下腰，漫不經心地拔著一些番茄四周的雜草。草地上滿是露水，沾到我的腳，涼涼的，植物也因而閃閃發光。我掀開菜園中一片帶刺的寬葉，在下面發現一顆完美的小黃瓜，把它從藤上摘下來。

我站著深吸一口溫暖的夏日清晨空氣，充滿生長中的綠色植物、肥沃黑土的味道。

你是否曾經因為一種味道就回想到過去呢？我立刻就憶起小時候的一趟露營之旅，我大概五、六歲吧。我們住在一間迷你木屋，日落時在戶外野炊。我父親從第一天晚上就開始說故事逗我們開心，每天晚上，他會在故事中加入一些轉折，像是強盜、公主與埋葬的寶藏。

我也想到在我成長過程中那些很棒的狗狗們，牠們教我如何溫和待人、如何玩樂，還有關懷他人的美德。

我拍拍大腿，叫我的狗過來。牠輕輕地過來，鼻子因為碰到充滿露水的植物而溼溼的，聞一聞我採的蔬菜。「要吃早餐了嗎？」我問。牠往大門跑去。這是我們每天早上的例行事項之一，我們從菜園回到屋子後，牠就會用最快的速度跑向廚房，坐在那邊，尾巴咚咚地敲打著櫃子，等著飽餐一頓。

我剛帶牠回家、彼此還不是很熟的時候，我都是把食物遞給牠，牠就會乖巧地把食物叼到餐桌底下吃。但幾週之後，牠比較適應了，才漸漸讓我看到更多牠的本色——牠會咬著零食，試著把它丟到空中，再自己去接。我想，牠應該是想教我，讓我知道就算是吃點心也可以很好玩，每件事都可以是遊戲。而牠也把我訓練得不錯。

那天早上，我走到廚房問牠是否確定要吃點心（這時牠的尾巴搖得更厲害，眼睛也張到最大），我從餐檯上牠的罐子裡拿出一片餅乾，把手左右揮舞，逗得牠興奮地繞圈圈。最後，我把餅乾丟向空中，牠熟練地用牙齒把餅乾咬住。

「好了，」我說，拍拍牠的頭，轉身去咖啡壺那邊。「我們來看看今天要做什麼吧。」

我煮了咖啡，在牠的碗中裝滿飼料，把幾片上面灑了穀物的麵包放進烤麵包機。我把小黃瓜切片，麵包烤好後，就在上面塗滿厚厚的鷹嘴豆泥。我把小黃瓜鋪到麵包上，撒了鹽巴、胡椒，以及從窗台上的罐子裡剪下的芽菜。我的狗女兒大聲嚼食，我坐到離她最近的那張椅子，這樣我們就能一起吃早餐。我一邊吃、一邊隨意地問牠：「我在想……狗公園怎麼樣？」牠滿嘴食物，停下來看著我，不是很確定有沒有聽錯。我又說了一次：「狗公園嗎？」牠跳起來，舞動著，在我旁邊扭動著身體，要我抓抓牠的背、拍拍牠。狗狗開心的時候，牠們的直覺就是分享快樂。對我來說，這就證明了宇宙傾向於良善。

我都已經說出要去哪了，牠就開始顯得迫不及待。牠教我的另一堂課就是：如果知道你要什麼，就去追吧。我們穿好衣服，我穿著夏天洋裝和拖鞋，牠戴著牠的項圈和領巾，這表明了牠很樂意有人摸牠，如果牠的傻笑還不夠明顯的話。我拿了鑰匙，我們快跑上車。我把車窗搖下一點點，讓牠能夠感受到風吹進耳朵，聞到周遭的舒服氣味，便開車出發。我們很快就到了公園旁的碎石地停車場，我看牠熱切地左右張望，看著樹與樹之間，想知道籬笆後面有誰。是老朋友嗎？還是新朋友？

進到公園，我把牠的牽繩鬆開，牠就衝了出去，嗅聞著其他狗，邊發出吠叫、邊低下頭，想跟對方玩遊戲。有幾隻臉白白的可愛老狗，趴著看年輕的狗互相追逐。有些好鬥的小狗在狗群中作威作福，踮高著腿快速地跑來跑去，有些跑得較慢的毛茸茸小狗一會兒想玩，一會兒又跑回爸媽舒服的腳踝旁，來回跑來跑去。我坐在角落陰影處的長椅上，看著這些狗。看著我的狗女兒這麼自信又自在，安心地生活，我的心整個開朗起來。

牠來跟我住的時候，已經好幾歲大了，我還記得從收容所開車帶牠回家的路上，牠臉上那種不確定的表情。我跟牠說，牠的壞日子已經過去了，從現在開始，牠很安全，只要顧著玩、打盹、散步，還有其他所有牠喜歡的事，但我不能光說不做。如今，我已經帶牠做過這些事，牠也信任了牠的生活。

遊戲玩得差不多了，狗狗們也開心地玩累了，紛紛被主人扣上牽繩。我的狗女兒找到我，我從瓶子裡把水倒在帶來的一個碗裡。牠好好喝了一會兒，我們就回到車上。我想要一整天都讓牠覺得開心，因此我接下來想去一間牠最喜歡的寵物店，買個新玩具。稍晚再散個久久的步，然後在後門廊的遮蔭處小睡一下。晚餐之後，我可以跟牠玩投球遊戲，玩到牠累為止。明天再讓牠洗澡吧。最後，我們會爬上床。牠會轉三次身，咚地躺下，發出狗狗的小小呼氣聲，然後我們就會睡著。

祝你有個好夢。

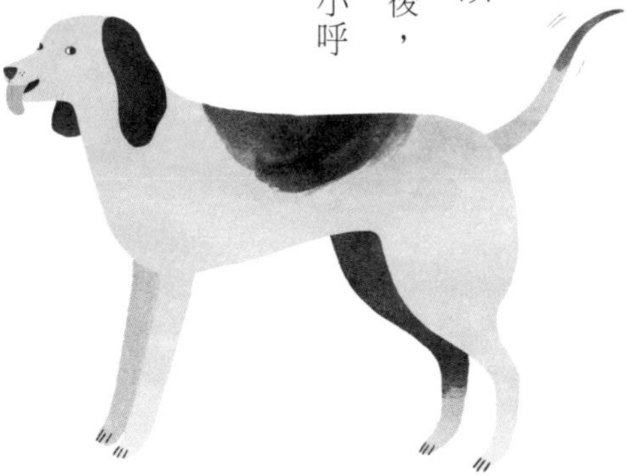

狗狗開心的時候，
牠們的直覺就是分享快樂。
對我來說，
這就證明了宇宙傾向於良善。

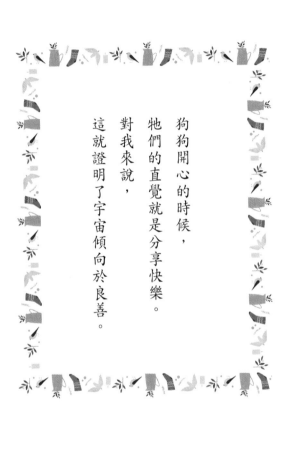

慈愛冥想練習

請這麼想著：你的內在擁有慈悲心與同理心（每個人都有），但有時被你收在地下室的某個箱子裡，當你需要的時候，可能無法馬上拿出來。慈愛冥想（Loving-Kindness Meditation，又稱梅塔冥想〔Metta Meditation〕）能幫你把它找出來，拍掉它身上的灰塵，放在你的口袋。當你遇到有需要的人，就有餘力輕鬆付出。這個冥想也能為難過的日子提供安慰，撫慰沉重的心情，讓你感覺世界變好了一點。

首先，讓自己處於舒服的狀態。跟其他冥想法相比，做這個冥想練習，舒適的姿勢非常重要。我希望你的身體是放鬆的，這樣你才能專注地為你的心做好準備。坐在一張舒服的椅子上，或躺在某個適合的地方。你可以在膝蓋下方放一塊靠墊，會更舒服。

慢慢地用鼻子呼吸，嘴巴吐氣。開始自然地呼吸一、兩分鐘，只要把注意力放在呼吸上，注意氣息的進出。

現在，你要記住身體中慈愛的感覺，因為只要有愛，身體就會有實際的感覺。你生命中或許有一個人，只要你看到或想到他，就能感受到單純的交心，真心渴望他們健康幸福。（如果這個對象是你的狗，那也很好）花幾分鐘，祝福這個人。用心裡所有的愛，希望他健康快樂。

在腦海中默唸：「祝他快樂。祝他認識真正的和平與和諧。祝他平安。祝他脫離苦難。」

把注意力維持在愛的感受上一會兒。你正在打開心中那口慈愛的井，一旦打開，就能往下挖掘，隨著需要汲取更多。你可以讓慈愛滿溢。如果它已經好一陣子沒打開，蓋子有點生鏽了，沒關係，就耐心一點。那只是時間與練習的問題。

別讓慈愛的火熄滅，把你的意念延伸到另一個人身上，某個對你來說比較不熟的人，你可能從未想過這個人是否幸福。用同樣的誠摯與開放的心胸，祝福他身心安好。

在腦海中默唸：「祝他快樂。祝他認識真正的和平與和諧。祝他平安。祝他脫離苦難。」

停留在他正感到快樂平安的念頭一會兒。如果你能在腦中想像畫面，就想像一下，如果他真的很平安，他的臉看起來會是什麼樣子：緊皺的眉頭鬆開了，雙眼清澈明亮。

別讓慈愛的火熄滅，再把你的意念延伸到另一個人身上。這一次，找一個你覺得很難祝福他的人。可能在過去，你希望他得到完全相反的東西。但注意了，當我們對別人有負面的念頭，我們自己的心靈會接收到最強的毒害。同樣地，如果我們對別人懷抱同理心與原諒的心，我們也會優先得到最有效的解藥。所以請用那份純淨的慈愛，那種你對你的狗、女兒或愛人會湧現的感覺，獻給這個人。

就算這不會改變任何事，他也永遠不會知道與在乎，你還是在腦海中默唸：「祝他快樂。祝他認識真正的和平與和諧。祝他平安。祝他脫離苦難。」

不要讓慈愛的光熄滅。讓這份良藥在你的身體系統中運作一會兒，繼續挖掘那口井，讓井裡的慈愛滲透到你身上的每一處。當你覺得很舒服自在，準備好可以繼續往前行，就再用鼻子深吸一口氣，用嘴巴深深地吐氣。

很好。

暴風雨中待在廚房

那天傍晚，我正在一箱舊黑膠唱片裡翻找。嗯。比莉．哈樂黛？艾拉？噢，查特．貝克。這個不錯。我把專輯從封套中取出，斜斜地拿著讓表面朝向光源，吹去上面的灰塵，再放入轉盤。我抬起唱針，再把唱針放到唱片的凹槽，便躺回椅子上，抬起腳。我隨著音樂哼歌，把一隻手枕在頭後方，看著窗外後花園樹上葉子背面泛出的銀色光芒。

起風了。那天是個陰天，但依舊潮溼悶熱。不過在之前的一小時左右，我感覺溫度開始下降。我站起來，光著腳走出後門，踏上露台上依舊溫暖的石頭。我深深吸了一口氣，感覺空氣的味道。快要下雨了。

暴風雨附近可以感覺到一股能量，一開始似乎是因為冷空氣被釋放出來，但隨即出現一種興奮感，感受到一股能提振精神、讓頭腦清醒的潛力。我又站了一會兒，看著天空越來越暗，用腳趾緊抓地上的石頭。我知道我要做什麼。

我回到屋內，穿過房間，砰地一聲打開窗戶，點上蠟燭。我把音樂調得更大聲，走進廚房，因為天氣熱，我最近在廚房待的時間比較少。我廚房的水槽前有一大片窗戶，窗台上放著一排香草盆栽。那扇窗戶有點年紀了，房子本身也是，所以我得用一塊短短的木塊擋著，窗戶才不會猛地關上。微風吹過我的迷你香草花園，我聞到羅勒和奧瑞岡葉的味道。

我有一瓶前一晚開的紅酒，於是從櫥櫃裡拿了一個果醬瓶來裝酒。有時候我會花俏一點，用我最好的高腳杯，但通常我獨自在家、只是在廚房慢條斯理地做事時，用矮矮的舊果醬瓶喝酒，感覺就是很對。我從抽屜拿出木頭砧板，擺上我的主廚刀，把一個大大的平底鍋放在爐子上。我打算做番茄義大利麵，多年前我曾經在義大利學過。這道餐點非常簡單，只要幾種材料，很快就能上桌，但那強烈鮮明的滋味，馬上把我帶回在義大利南部岩岸接待家庭的午後餐桌。我當過外國交換學生，儘管沒有義大利血統，但在義大利的街道上走了一年、

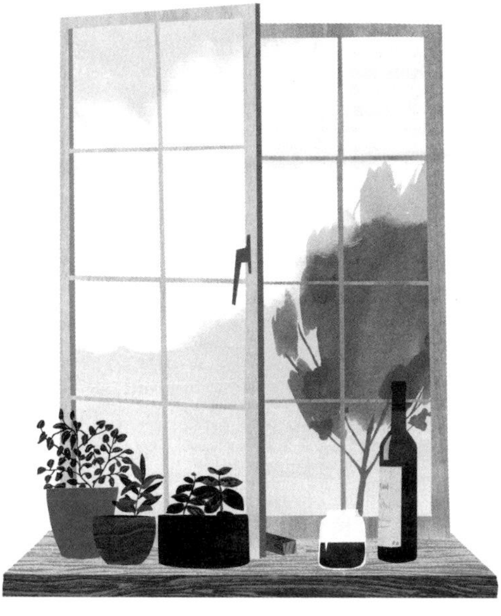

學義大利文、愛上義大利人之後，我覺得自己也有點像個義大利人了。我的接待家庭很接受我也很愛我，會笑我奇怪的口音，在我表現出太過獨立的美國人習性時，也會翻白眼，但我成了那個家中的一分子。多年過去，我們的關係仍然緊密。

義大利的午餐時間大約是下午兩點，從學校跋涉回家途中，我會想著接待家庭的媽媽那天會煮什麼義大利麵。我走上四層樓梯，到達公寓，把鑰匙插進鎖孔，只推開一吋的門，然後我會把鼻子探進門內，深深地吸一口氣。

現在，我已經算是個大人了，在自己家中想到這段回憶，笑了起來，一邊開始準備起晚餐的材料。我在平底鍋上倒上一層薄薄的上好橄欖油，從儲藏室拿了一顆黃色洋蔥。義大利媽媽多次在做菜時讓我明白少即是多的道理。如果你剛好有一整顆的洋蔥，並不代表那道菜需要用到一整顆洋蔥。我是個聽話的女兒，所以我切下三分之一顆，剝去幾層外皮。我把洋蔥倒進平底鍋，把火關小，只想熱一下洋蔥，讓它們上點色。我回到儲藏室，拿出一罐去皮番茄，產區離我住的地方只有幾哩遠。義大利媽媽是將番茄倒進廚房的一部舊式食物調理機，緩慢轉動把手，讓番茄的皮留在金屬濾網裡。那樣做出來的醬汁滑順，能夠均勻分佈並裹住麵條。我則是把我的番茄倒進碗裡，用手指稍微弄碎。我沒有告訴義大利媽媽我是這麼做的——每個人都有自己的小祕密。我把番茄加進平底鍋，倒了一點鹽在手中估算分量，便撒進番茄泥中攪拌。我把溫度維持在中低溫，從窗邊的盆栽中摘了一點羅勒葉，整片丟進醬汁中。此時下雨了，我摸了一下窗台，確認雨是否飄進來，還好沒有。在雨中降溫的草木味道很是怡人。

我在爐子上放了一鍋水煮義大利麵條，就著果醬瓶啜飲著酒。音樂停了，我晃回另一間房間，將唱片翻面。我放好唱針時，看見黑色的天空出現了一道閃電。我跪坐在唱盤旁等了一下，隆隆的雷聲越來越大。真是適合義大利麵和紅酒的美好夜晚。

水滾了，我把麵條繞著放進鍋中，讓它散開並開始往下沉。有些人會顧著爐子，每隔幾分鐘就試試麵的熟度，有人會做些朝牆壁丟東西之類的無聊事，但如果你想要煮出會彈牙的義大利麵，很簡單；買義大利製的好麵條，照著包裝上寫的烹調時間去做就對了。廠商是專業的。

我為自己準備了一個能夠看著外面的暴風雨、又聽得見音樂的位置，在果醬瓶中添了酒。我把麵條瀝乾，倒進醬料中，讓醬料包覆麵條，然後盛盤。我垂涎欲滴，充滿期待。我坐在桌旁，舉杯向查特·貝克和義大利媽媽致意，也敬閃電，敬光腳站在露台的碎石上與新鮮羅勒。我把鼻子湊近盤子，讓帶著甜香的蒸氣鋪上我的臉。

祝你用餐愉快，也祝你有個好夢。

番茄義大利麵

二至四人的分量，依你喜歡在麵條上淋的醬汁多寡而定

根據我最棒的義大利接待家庭媽媽：瑪麗亞・羅莎莉亞・卡彭蒂里的指導

從我出現在卡彭蒂里家的門口開始，我就像他們的家人一樣備受關懷。這可能也是當我想給自己或他人一份實實在在的營養與愛時，就會做這道簡單卻美味的食物的原因。尋找食材的時候，記得品質第一。盡可能用最好的番茄與義大利麵條，最好用來自義大利的。

- 一罐（二十八盎司）剝皮聖馬爾札諾（San Marzano）番茄
- 五湯匙高品質的橄欖油，再多一點用來灑在麵上
- 三分之一顆白色或黃色洋蔥，切細絲

- 鹽巴
- 三片新鮮羅勒葉
- 二分之一至一磅高品質義大利麵條

播放一些音樂，整理你的料理空間，好讓自己感到平靜、放鬆。或許倒一點飲料給自己喝。這會讓食物的滋味大大不同，而且，你也值得。

打開一罐番茄，把番茄與其中的醬汁一起倒入一個中型碗。用手把番茄剁碎，這樣吃起來會有些口感。

把橄欖油倒入一個有蓋子的大平底鍋，用小火加熱。加洋蔥，不加蓋煮約五分鐘，偶爾用木湯匙攪拌，至呈現透明狀、幾片洋蔥開始變色為止。

把番茄倒進有洋蔥的鍋內，加一大把鹽與羅勒，攪拌均勻。加蓋，用小火煮約二十五分鐘。如果你喜歡濃稠一點的醬汁，可以不加蓋，讓水分蒸發更多，小心不要讓醬汁濺出來。

煮醬汁的時候，在一個大鍋裡裝水，加鹽巴，要加到像海水一樣鹹。將水煮滾。依照包裝上的指示煮義大利麵條。根據你的用餐人數，或你喜歡的醬汁分量多寡，可以煮二分之一至一磅的義大利麵條。二分之一磅通常適合兩個人，一磅適合四個人。

擺好碗盤與餐具。再倒點飲料，哼歌給自己聽。

義大利麵煮好後，小心地把水濾掉，平均分配到碗中。試試醬汁，若有需要，可以再加點鹽巴。味道調好後，依你的喜好，在每個碗裡加入醬汁。在麵上灑上一點橄欖油。坐下來，開始吃吧。祝你用餐愉快。

晴天逛博物館

有些人會等到雨天才去博物館。他們會等到天氣變得寒冷陰鬱時，讓博物館成為原本灰暗午後中的亮點。我則喜歡在明亮的晴天前往，在我準備要暫時逃離夏天的炎熱與嘈雜的時候。

那天之前，已經出了一整個禮拜的太陽，是那種我在最嚴寒的冬天會朝思暮想的漫長大熱天，但在夏天就覺得有點厭煩了。我受夠了炎熱與黏膩感，一想到涼爽安靜的博物館，那開放寬敞的展間與大片的牆面，就覺得神清氣爽。對了，今天就跟自己約會吧，想要的話，就在涼爽靜寂的博物館待一整個下午。

在博物館入口的階梯上，我停下來環顧四周。這棟建築物占據了一整塊街區，有白色砂岩做的高聳柱子，噴水池濺出的水，在大理石池子上形成彩虹，四處都有高大的植物與雕塑。階梯很深且方便，你可以坐在上面，用手肘撐著身體往後靠，聽著噴水池的聲音。在喧囂的城市中身處於自己的平靜泡泡，看著人潮來去。屋簷下掛著顯眼的海報，呼喚我去看看最新的展覽。我從包包裡找到會員卡，踏上通往入口的階梯。

門票免費，不過去年我就買了會籍。我猜加入會員有些好處，可能是搶先通知新活動、電影節的票價折扣，但最主要是因為那感覺像是用微小的行動支持這樣的地方，讓它能繼續存在、做它正在做的事，就算沒有人看。儘管我已經幾個月沒來了，還是看得到會員卡放在皮夾裡，感覺自己好像有參與藝術和欣賞，好像自己的腳趾頭有碰到了廣大的人類創造力海洋，而我很喜歡那樣。

走入裡面寬廣的空間，我低頭看著地上綠白相間的亮面大理石圖案，抬頭看著高得驚人的天花板，四周有雕刻飾板與人臉雕像。我看著周遭開始逛展覽的人，有些人像我一樣，雙手放在身後（可能是記得小時候某次參訪時被告知手不能亂摸），有些人則是三兩成群，一起慢慢地從一間展覽室走到另一間。

多年前，有一個朋友告訴我欣賞藝術的最佳方式。她說，雖然跟朋友去美術館很好，但一旦進去，就不應該聊天。事實上，她說，最好是不要一起走。你們可以約好時間在咖啡廳碰面，喝杯咖啡，到時候再暢所欲言。但在看藝術品的時候，你必須完全照著自己的步調走，不要有那種一邊看、一邊得說出什麼妙語的壓力。

我喜歡這個規則。事實上，我採取加強版，幾乎總是獨自前往這類場所。我想逛多慢就多慢，坐下來看著某件作品，或什麼也不看，隨時都可以離開，多自由自在啊。我把包包斜揹在肩上，轉往我最喜歡的藝廊，開始一間一間慢慢地逛。

我經過遠古時代藝術品那一區，那是最古老的館藏，看見木雕作品與各種形狀的石頭，因為歷經多年風吹雨打而變得平滑。我走過古代大師的展區，巨大的風景與海景、靜物，以及歷史上的戲劇性時刻，都被捕捉在一幅畫框中。我走過一個庭院，牆面都是上個世紀一位現代大師的壁畫，它們很幸運又精心地被保存了下來，色彩依然鮮明。最後，我走到肖像畫的畫廊。這裡比其他房間都暗，燈光照射的角度讓你覺得，當你站到一幅畫的面前，就可以跟畫中人物進行一場親密的對話，只有你們倆。

有些畫作已經有好幾百年歷史：一位皇后腿上坐著一隻狗，一位君王戴著一頂羽毛帽，脖子上掛著好幾枚勛章。一個女孩在工作檯旁，手裡拿著刺繡品，面容疲倦。有些是現代的、像照片般真實或奇特的作品：一個膚色黝黑發亮的女孩自信地直視著觀者；一個滿臉皺紋的男人，畫家在他的頭部周圍塗上灰綠色的光暈。我喜歡看他們的手，思考他們在被畫的時候，心裡在想什麼。看著這個空間的畫中人，以及那些走動著欣賞他們的人時，我提醒自己，每一個人都是人——有各自的故事、記憶與最喜歡的事物。

我漫步走進大廳，鞋子在大理石上發出輕輕的聲響，再轉往新的展品區。我決定要一個一個看，再到可以往下看庭院的二樓長椅坐一下，然後到博物館的商店看一下書。

最後，我會去咖啡廳點個三明治和一杯茶。我再度把手放到背後，轉往下一個展廳。

祝你有個好夢。

夏日大豐收

我們今天很早就到菜園，想趁著早晨時多幹點活。太陽剛升上樹頂，地上的青草也還沾滿露水。我們算是老手了，知道怎麼除雜草、什麼時候澆水，最重要的是什麼時候該採收。我們一路走來犯了不少錯，馬鈴薯跟預期一樣難搞，我們採收了一部分，還留一些在土裡，讓它們到秋天能再長大一點。我一直不敢剪下青花菜，不確定它們是不是熟了，結果有一天才發現，漂亮綠色青花菜上已開出更漂亮的黃色小花。噢，好吧，我們都還在學習。

今天我們是來收成的。我知道還有更多作物等著成熟，但這塊農地上的作物長得太快，必須想出處理的辦法。我們帶了大籐籃來裝幾十磅重的番茄，洗衣籃裡鋪著舊毛毯，準備裝高麗菜、小黃瓜與櫛瓜。豇豆和四季豆也採收完了，不過我們留了幾排豇豆在藤蔓上，等冬天變乾了可以拿來煮湯。豇豆的葉子幾乎全部乾枯轉為褐色時，我們才會把它們摘下來，我經過時想著，馬鈴薯成熟時，它們差不多也可以摘了。我喜歡用這樣的方式思考：我不去記禮拜二或禮拜三，一點半或六點鐘，而是依照馬鈴薯可以採收，豆子可以收割、去殼的時間來記憶。

我們從番茄開始採收，小心翼翼地摘著果實，手上沾著嗆鼻的番茄藤味道。我們有好多種類，有可以做醬汁的羅馬番茄；長得歪歪的，能切片做沙拉的原種番茄；巨大的牛番茄，當天就可以加工放進玻璃罐裡；還有上百萬個鮮嫩的櫻桃小番茄與葡萄小番茄，咬一口就會在嘴裡爆出酸甜的汁液。我們摘了幾個還沒熟的綠番茄，可以做炸綠番茄三明治。有些因為太重，掉到菜園地上，皮有點裂開，但我們不介意番茄上的瘀傷。

我們把裝滿滿的籃子抬到樹下。天氣越來越熱，我們停下來休息，喝口冷飲。隔壁農地那一家人也出現了，他們家的兩個小男生跑過來跟我們打招呼，我們現在已經是老朋友了。他們搶著說話，連珠炮似地跟我們說著他們的夏令營、新書包、隔壁鄰居（我們認識他們嗎？不認識）家裡有個游泳池、他們等一下要去游泳，我們想要吃冰棒嗎，因為他媽媽買了許多冰棒。我們並不想吃冰棒，但我朋友回到菜園工作時，我又在楓樹下的野餐桌旁坐了幾分鐘，因為小弟弟跑回來了，手中拿著冰棒，笨拙地爬坐上我的大腿。他晃動著腳，滿意地邊吃邊看著遠方，融化的冰棒滴在我骯髒的工作服上。我把下巴靠在他的頭上，哼著歌。他吃完後，就把沾得紅紅的冰棒棍拿給我，急忙跑回去跟哥哥玩泥巴。

「回去工作吧。」我說著就加入在櫛瓜那排忙的朋友。櫛瓜長得太多，我們有一點難以負荷。我又烤又炒，還把櫛瓜烤了放進瑪芬與麵包裡。我用刨絲器把櫛瓜刨成絲，用橄欖油和大蒜炒，再拌上義大利麵。我分送給鄰居，多到他們都拒收。我記得我叔叔常說的老笑話，在這個季節，如果你的車子停在停車場沒鎖門，回來時就會看到車裡都塞滿了櫛瓜。我們並不是唯一盛產的菜農，但我們很幸運，找到一家公益食物分發站，欣然收下我們想送出去的櫛瓜。他們還在菜園入口處擺了一些桶子。

我們把辛勤耕作得來的果實放到車上，互相握手，覺得自己能夠完成這個計畫很傻也很滿意。早在地上還有積雪時我們就開始計畫這一切，我們成功了，我們現在是農夫了。

從菜園回到我家，把番茄裝罐，直到我們累得力氣耗盡才停手。我已經查好要怎麼將番茄裝罐，架子上也排滿乾淨的新罐子，壓力鍋放在爐上。還有很多事要忙，但首先要填飽肚子。我擺出一盤切片小黃瓜，上面灑一點海鹽。我前一天煮了剛採的馬鈴薯，切成塊，滴上橄欖油、新鮮迷迭香與鹽巴。早上出門前，我把準備好的馬鈴薯放在桌上，上面蓋一塊毛巾，這樣等我們吃的時候才能恢復到常溫。我把碗上的毛巾掀開，迷迭香的味道撲鼻而來。接著，我洗了紅色與橘色的小番茄，剖半，滴上橄欖油，在碗中加了一點撕碎的羅勒葉。我加了一點鹽巴，還有幾瓣剛剝好、切半的大蒜，是用來添增風味，不是直接吃的。我把碗交給朋友，從抽屜深處找出我的沙拉攪拌匙。這支攪拌匙有點年紀了，是來自我外婆的廚房，有一個長長的柄，湯匙很大又深。我告訴朋友，持續攪拌五分鐘不要停。她抬起一邊眉毛，但仍開始做。不能心急，有些東西要花長時間煮，花時間結合、成熟或生長，你只能耐心等候。我把烤箱的開關打開，朋友拌著沙拉，我則注意看著麵包，普切塔麵包（Bruschetta）就是要烤久一點，這樣把帶汁的番茄沙拉加上去後，麵包才會保持酥脆。我等著麵包表面呈現金棕色，邊緣開始有一點點焦，就拿出來。

朋友很盡責地用湯匙攪拌，我把麵包放在盤子裡，然後給我們倒了茶。等我說好了，她把碗拿過來放在桌上。番茄汁與橄欖油混和在一起，讓番茄也變得光亮、香氣四溢。我們把料放在溫熱的麵包上，挑掉大蒜，嘎吱嘎吱地吃著親手種出來的食物，心裡極為滿足。我們接著吃馬鈴薯與小黃瓜，她呼出一口氣往後靠坐時，我幫她把茶斟滿，把罐子裡最後一片餅乾拿出來，對半分著吃。

我們看著廚房四周，看著番茄、玻璃罐，知道還有好多事要做，但我們不介意。我們放了音樂，整理碗盤，便開始進行。我們一邊幫水果去籽、在上面劃幾刀，一邊聊天，或自在地安靜做事。我們把番茄燙過，晃晃鍋子，讓番茄皮脫落，然後再燉煮番茄，消毒玻璃罐。最後，會進入裝罐的流程，裝好後，再把一罐罐番茄倒放在毛巾上放涼。我們會把罐頭分好，整齊地擺在食物儲存架上，等冬天到來就可以拿來做湯與醬汁。我們是農夫，現在也是罐頭製造者了。

祝你有個好夢。

簡易迷迭香馬鈴薯

一夸脫的分量

我每次做這道菜，大家都不相信食材只有這麼幾樣。我背誦出食譜時，他們都不可置信地搖著頭說：「怎麼可能這麼好吃！」但只要食材品質夠好，無需花俏的配料，就能做出美味餐點；事實上，讓食材散發出本身的原味，味道通常就會更好、更鮮明。

- 二．五磅育空黃金馬鈴薯，削皮，切成入口大小
- 四分之一杯高品質橄欖油
- 鹽巴
- 兩把新鮮迷迭香

把馬鈴薯放進大鍋中煮五到六分鐘。煮好時，馬鈴薯要維持形狀，不要煮得像要做

馬鈴薯泥那麼軟，因此在用刀子刺馬鈴薯的時候，應該要覺得有一點硬度。把水瀝掉。

把馬鈴薯換到大一點的碗裡，滴上橄欖油。撒上適量鹽巴。

把迷迭香葉子剝下，莖捨棄不用。切葉子，不需要切成一樣形狀或切得特別碎，只要能釋放出油脂。把迷迭香加到碗中，攪拌均勻。

這道菜在常溫食用味道最好。可以當作蔬菜漢堡與沙拉的配菜。將馬鈴薯放在密封容器中，冷藏可保存四天。

重返校園

我等了又等，每天檢查郵箱已經有好幾個禮拜了，不知道什麼時候才會收到。它終於出現了，跟幾個信封包在一起，包括鄰居車庫拍賣的傳單與遠方朋友寄來的明信片。我把其他的信夾在腋下，把它的封面撫平。這本目錄並不厚，只有幾十頁，但承載著對新事物的承諾。我把全部的東西都拿進房裡，坐在放著一杯剛煮的咖啡的餐桌旁，慢慢研究這些新的可能。我已經從大學畢業很久了，但經常在想，如果能夠回到過去，但帶著那種畢業後至今培養出來的好奇心與專注，我一定能更享受學習。我會更謹慎選擇課程，依主題而非依開課時間，研究那些我現在非常有興趣的事物。

幾年前的一個下午，我帶姪子們去採買上學的東西。他們的爸爸已經幫他們買了新衣與新鞋，最後我可以再買一點好玩的東西。我們看遍了所有的書包、筆記本、鉛筆盒與彩色筆。我還記得我跟他們一樣大的時候，選這些東西對我來說有多重要，每一年的書包或資料夾，都好像在告訴別人我自認是什麼樣的人。削得尖尖的鉛筆、乾淨的空白筆記本，也都讓人興奮，雖然我捨不得夏天結束，但總是非常期待新學年的到來。我其中一個姪子像我，小心翼翼地做決定、尋求建議，這個嗎？還是那個？他傻氣又無憂無慮的弟弟，則是隨手把東西丟進購物籃，我再把大概一半的東西拿出來，最後跟著他走到提早佈置的萬聖節禮物區，他拿著一個奇怪的面具站在那邊，手上提著一袋糖果。

我帶他們回家後，就坐在桌邊吃糖、削鉛筆，幫他們準備上學第一天的東西。他們已經拿到課本了，我記得我在他們這個年紀時，爸爸跟我們一起坐在桌邊，仔細地用紙把課本包上書衣。他會用雜貨店的棕色紙袋，把底部剪掉，再拆開接合處，把經常使用的書本磨損的四邊包上紙。他一邊包、一邊把書疊在我面前，我則打開一盒新的彩色筆與色鉛筆，寫上課本名稱與我的名字，以及必定要有的彩虹和火箭。跟姪子出門的那天，讓我想起我有多喜歡回去上學。

所以，我開始一項新的計畫。我決定在每年葉子變色的時候學一樣新東西。於是，我在這裡拿著我那份小小的社區大學課程目錄，跟我的咖啡，還有一枝鉛筆，在頁面邊緣做著註記。去年，我上了一學期的攝影課，學到一些基本的構圖、引導線，還在一間暗房裡沖洗自己的照片。有一年，我學的是家譜學，幾個月內，就畫出一棵延伸寬廣的家族樹。我非常喜歡那些文件、出生證明、死亡證明與結婚證明，看著曾祖母的簽名時，發現我們寫R的筆畫很像。還有一年，我花了一整個冷冽的秋季，學習辨別各種植物，搜尋會刺人的蕁麻、酸模與野生莧菜。

此刻，我翻著目錄，想著接下來該學什麼。我在「社區歷史」那一頁摺了個角，感覺還不錯，會去參訪圖書館與一些當地的房子和地點。我也在「外太空科學基礎」旁邊打了星號，我可以學到白矮星、超新星、中子星，還有黑洞。我有認真考慮「英語史」，但又看到別的選項——「按部就班學藝術修復」。

我拿著咖啡走到走廊，往上看那幅流傳了好幾代的畫。畫面中的女人坐在桌旁，手裡攤開著一本書，她身後的窗外是綠油油的景色。畫裡有許多細節，她背後木板牆上的紋理，衣服上柔軟的皺褶，頭上方還有一排玻璃瓶與花瓶。我們時常在想，這個女人到底是誰，畫家又是誰，還有是否能夠得知她是從哪裡來的。但這些線索都因為上面累積了一百五十年左右的灰塵，而消失無蹤。

我開始想像接下來幾個月，在社區中心寬闊的美術教室的景象。畫裡的女人被擺在我的畫架上。我帶著不同的刷子與工具、一罐罐溶劑和水，老師會一路協助我。我會清理那幅畫，努力擦掉角落的一塊黑黑的汙漬，下面可能有個簽名。我會小心地打開畫框背面，可能會找到一個標籤或一張黃色的紙，告訴我應該去博物館的舊檔案或資料卡上找答案。我慢慢走回桌旁，拿起鉛筆，把「按部就班學藝術修復」圈起來。我想，我可能會解開一個謎團呢。

祝你有個好夢。

再一個街區就到家

雨從前一晚就沒停過，街道上有些水坑。天空灰灰的，雲壓得很低。那是九月的下午，天氣涼爽，微風吹來有著秋天的味道。我站在一間蔬果店的雨棚下，離家只有一個街區之遙，我把雨衣的領子拉得更高，靠近臉頰。我本來盯著對街咖啡店窗裡的幾個人啜飲著咖啡、看報紙或跟朋友聊天，但梨子的香味吸引我轉過頭。那小小的綠色梨子有點軟，有一、兩處撞傷，代表已經夠熟、可以吃了。我跟老闆買了兩顆，還有一些杏仁，老闆用棕色的紙包起來給我。我把買的美食放進雨衣口袋，戴上雨帽，穿過對街。我快到家了。

一整排赤褐色砂石房子肩並肩地豎立著。它們其實都是不斷重複的相同建築，只是正面有點不一樣。有些有庭院，有些有花園與大門，有些種著幾棵老樹，樹根沿著人行道上裂開的地磚蔓延生長。每一間房子都有寬大的階梯和門廊，但像今天這樣的天氣，是不會有人坐在門廊上的。

我家有一座高大的鑄鐵門及圍籬，把有點過於茂密的花園跟街道隔絕開來。我停在大門前，打量了一下整條街道：有些人在雨中穿梭，頭低低的，或躲在雨傘下。我把手伸進口袋，拉出一串鑰匙，翻找那把長長的、又重又老的鑄鐵鑰匙。走路時，我的手總是能夠在口袋中摸到那把鑰匙。它的重量讓人安心，長長的鑰匙齒與葡萄藤狀的把手，讓它看起來像是用來開童話故事中的門。但並不是，它開的是我家大門。

我一穿過大門，就聽到門在背後上鎖的聲音，我快速衝過花園，走到前門。我淋雨淋得夠多了。只要再用鑰匙圈上的另一把鑰匙開門，就能進門鬆一口氣。我總是很喜歡在每一天結束時把身後的門帶上的感覺，因為知道晚上不用再踏出大門一步。轉身面對門，我對著那排沿著上漆木門邊緣排列的鎖微笑。門很安全，也不需要它們，但我依舊喜歡一個、一個地轉動它們。我扭轉門把，把鍊條掛上，門栓扣上。「接招吧，世界。」我說。

雨咚咚地打在窗戶上，現在已經變成真正的暴雨了。我望著外頭的暴雨，然後拉下厚厚的天鵝絨窗簾。每踏出一步，我就感覺身體變得更沉重。我知道，再過幾分鐘就能睡個安穩的午覺。我把靴子脫掉，往書房走去時把雨衣掛在衣帽架上。我經過廚房，差點想要來一杯茶，伸手去啟動電熱水壺時，我突然改變了主意。我知道水還沒煮開，我就會先睡著。

書房裡有一張大沙發，長度夠長，整個人都能躺在上面，還能放幾個抱枕與毛毯。旁邊還有幾個閱讀燈，但我把燈都關了，書架頂端上面燈串發出的微光剛剛好。我把梨子與杏仁放在沙發旁的桌上，躺下來。我望著那些書一會兒，書與書之間塞著幾顆雪球與紀念物。書架上的老時鐘發出輕輕的滴答聲，雨聲和雷聲聽起來像是被悶住了，而且很遙遠。我的眼睛快閉上了。我聽見輕輕的貓掌踱步聲，準備要跳時靜止不動了一會兒，然後就跳上我的膝蓋。我轉身側躺，牠鑽進我雙腿後面的空間。我拉了一條毛毯蓋住我們，把臉靠在柔軟的舊枕頭上，閉上眼睛。我們睡著了。

祝你有個好夢。

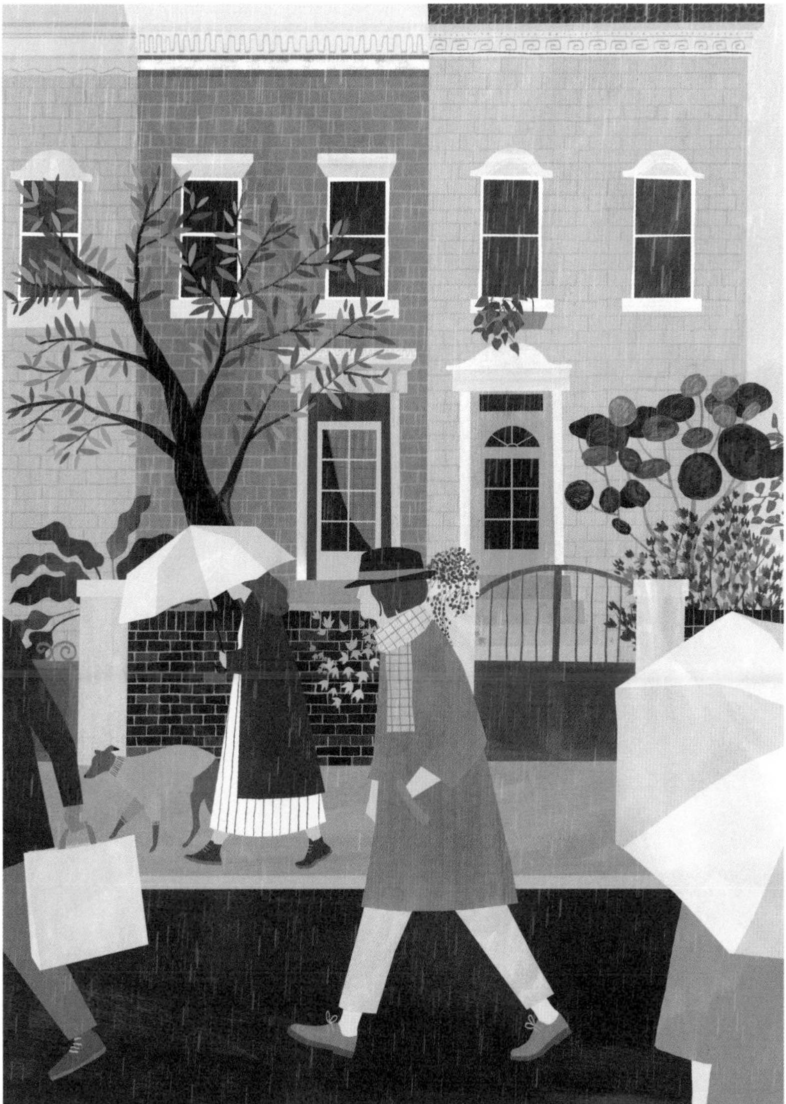

感覺焦慮、疲憊時的簡單放鬆技巧

我很喜歡用這個簡單的呼吸數息法，因為它幾乎能讓我立刻放鬆，也可以在任何地方做這個練習，不會有人發現。遇到塞車時、工作覺得有壓力，或是過了很糟的一天回到家，換上你最喜歡的連帽衫，需要放鬆時，都可以試試這個方法。

先自然呼吸，留意氣息進出的感覺。你不用做任何改變，只要注意你的呼吸。注意力跟著氣息進入、經過你的鼻子，一路到喉嚨、進入肺部。再跟著氣息從肺部回到喉嚨與鼻子。當你吐完氣的時候，在腦中數著一、二。然後，再跟隨下一次的吸氣、吐氣，再重複。一，二。持續做一、兩分鐘。吸氣。吐氣。一，二。

等你覺得比較平靜了，再用鼻子大大地吸一口氣，然後用嘴巴吐氣。很好。

在圖書館內

剛踏進圖書館的前幾步，總是讓我感到驚喜。一段時間沒去，我都忘了那裡有多安靜、多涼快；帶點灰塵味又甜美的書本味道，一打開門就迎面而來，是什麼樣的感覺；那些書本所呈現的景象，有多麼迷人。就算只是進去還一本最近讀的書，我都不禁想在書架旁多走幾分鐘，欣賞閱覽室裡的靜謐秩序。今天，我會待上不只幾分鐘，我可以慢慢來。

今天休假，我還是起得很早，只為了煮杯咖啡，再帶著咖啡爬回床上。我拉開臥室的窗簾，懶懶地喝著咖啡，望著窗外變換的天色一會兒。我聽到小貓在旁邊毯子裡發出呼嚕嚕的聲音，牠也是懶懶地看著窗外，偶爾尾巴會突然輕彈一下，像是吹熄蠟燭後冒出的一縷煙，然後我的貓會蜷起身子，慢慢躺回床上。我很好奇牠的尾巴為什麼會輕彈一下，是什麼觸動了牠的心思？我把一隻手放在牠的背上，感覺牠的呼嚕聲那令人安心的低鳴。我規劃好一天的行程後，對自己笑了一下。秋天才剛到，葉子剛開始變色、掉落。夜晚變冷了，幸好中午太陽會把空氣晒得暖暖的，這時候，穿件毛衣，感受陽光照在背上，冷空氣吹在臉上，是很舒服的一件事。我決定走到市區，在圖書館的書堆裡待一段時間。

我把一些必需品裝進包包裡，斜揹在身上，綁了鞋帶，踏出門外，吸一口早上的空氣。從附近街道走到市區的路上，我看到有些人在遛狗，或把剛買的日用品拿進門。我住的這個城市不大，只有幾條主要街道與旁邊的巷弄，但有幾間不錯的咖啡館，一間有漂亮遮篷的老電影院，遮篷上總會展示著一部老電影與幾部新電影，市中心有一座大型綠地公園，還有一間很棒的圖書館。

我到的時候，圖書館才剛開沒幾分鐘，但停車架上已經停著幾部腳踏車，還有民眾來來去去，有些人兩手各牽著一個小孩，有些人揹著側背袋，裡頭的筆電露出一截，準備去上班，還有人跟我一樣，只是期待接近書，好奇自己會發現什麼。我穿過玻璃前門，花點時間環顧四周。我可以直接走進書堆裡，或繞過優美的兒童區。我選擇繞一下，用幾分鐘的時間，漫步走過那些大開本故事書與小椅子。有一個爸爸坐在走道中間，女兒坐在他的大腿上聽他唸書，我微笑地看著他們；館員們正把書本重新排到架上、整理書桌，我對他們點頭示意。

在其中的一間主閱覽室，有一排排整齊的桌子，寬敞無人的工作桌上，擺著同款的閱讀燈、舊椅子與垃圾桶。我喜歡整個空間裡的一致重複感，讓人覺得很安心、專注。我替自己找了個位子，把包包放下，從包包裡拿出一個裝著茶的保溫瓶，放在桌上。然後，我環顧四周一排排的書，開始漫步在書架間，眼睛瀏覽著書名。我跟所有讀者一樣，有自己的偏好，但我總是會瀏覽一下我不熟悉的書區。那是被這麼多書環繞最令人興奮的一點；它們都在你身邊，你可以隨意抽出一本開始讀，永遠不知道你是否就會找到那本讓你大開眼界、驚喜萬分、或哭或笑，或從此改變人生的書。

我原本只打算拿一、兩本書，但逛了一小時、隨意翻閱之後，我拿了五本書。我回到整齊的書桌前，坐了幾分鐘，邊喝茶邊翻閱手上的書，決定要先看哪一本，此時我的肚子發出低低的咕嚕聲。我原本想再待久一點，但比讀一本新書更棒的事之一，就是邊吃三明治、邊讀一本新書，我決定把剛挑的這幾本書都借走，離開圖書館。

公園裡有一個賣冰淇淋、咖啡、三明治與冷飲的小店。我排在一些午休的上班族後面，等著輪到我點餐。「我要有許多醃黃瓜的，謝謝！」他們用棕色的紙包好

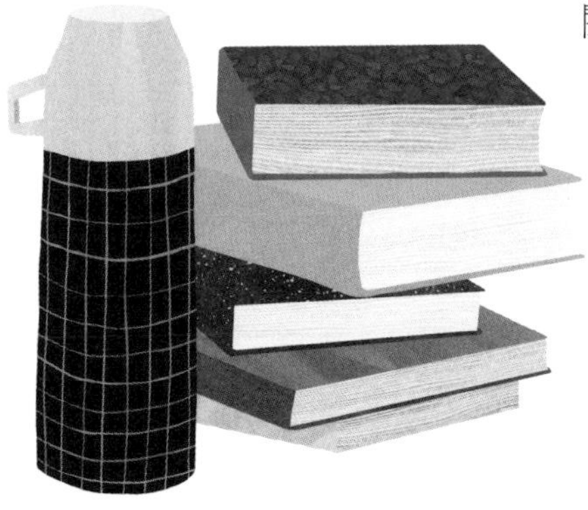

三明治拿給我，也給我一顆蘋果，就讓我離開。我在公園一個安靜的角落找了張長椅，打開三明治，注意到周圍的秋天涼意。這真是最適合讀一本新書的一天。我總覺得，每個季節都有最適合的休閒活動。冬天適合看電影；春天適合讀詩；夏天適合聽音樂；而秋天呢，秋天適合讀書。

我借了一本有關宇宙的書，裡面有我總是想了解但從未理解的概念，一本背景設在一間英國鄉間別墅的推理小說，一本回憶錄，一本因為喜歡封面而挑選的小說，還有一本書，是在講如果世界上的許多歷史事件有一點點不同的發展，會發生什麼事。我快速翻閱那本有漂亮封面的書，裡面令人意外，有漂亮的插圖與版畫。我讀了一下，接著改讀那本回憶錄，發現前一位借閱者在幾頁摺了角。我知道我會直接先看那本鄉間別墅推理小說（心裡希望那名男管家不是兇手），但我先裝模作樣了幾分鐘，假裝自己最後會閱讀關於多重宇宙與弦理論的書。然後，我把大腿上的碎屑拍掉，打開新書，開始讀。

祝你有個好夢。

那是被這麼多書環繞最令人興奮的一點；
它們都在你身邊，
你可以隨意抽出一本開始讀，
永遠不知道你是否就會找到那本
讓你大開眼界、驚喜萬分、或哭或笑、
或從此改變人生的書。

秋日早晨拜訪農夫市集

以往禮拜六的早上，我總是睡到中午……有時是為了拼湊前一晚模糊的記憶。但我想我已經長大一點了，因為現在我很期待早起，有一整天的時間讓我好好規劃、享受。

那天早上我坐在後陽台，裹著一條毯子，手裡捧著一杯茶，讓芬芳的熱氣在冷空氣中拂過臉頰。我在看一隻松鼠忙著搜集橡實，藏到牠院子裡的祕密地點。我猜我們今天早上都在盤算同樣的事，要搜集作物，預先為冬天做準備，因為那天我打算去農夫市集，把我的袋子都裝滿夏末與仲秋生產的好東西。

我把茶杯放在水槽，走到車庫。我幾乎都是騎腳踏車，把車子留在家裡，但我太了解自己了。我一定會買超過腳踏車能夠負荷的量，尤其是現在攤位上滿是各種南瓜。我到的時候，市集已經非常熱鬧了，我繞了幾圈才找到停車位，一直開到停車場的最末端，才把車停進一個空格，踏出車子，走入清新的早晨空氣中。在最後一排車的外面，圍繞著一圈高大的樹，樹上的葉子已開始變色，在早晨的微風中掉落。樹下有一張傾斜的老舊長椅，以及徐徐流過的小溪堤岸。我把購物袋夾在腋下，在溪邊一顆平坦的石頭上蹲下來，大概花了一分鐘，看著水流過。水很涼，我用手指滑著溪水，聞到混合新鮮的水與辛辣的早晨空氣的味道。我做了幾次深呼吸，然後轉身往市集走，跟著人群、小孩與狗，前往擁擠的攤位。

我的經驗告訴我，最好的策略就是先把市集全部逛一遍，等知道有什麼可以選與在哪裡買最划算再下手，但我不善於等待，特別是周遭有這麼多豐富選擇的時候。我試著解決過，如今我已接受自己一定會買太多，然後努力地把它們帶回車上。

菊花放在舊的牛奶箱中，堆在走道旁，有些已經完全盛開，有些還含苞待放，花開得比較慢。菊花後面有幾張寬寬的木頭長椅，上面放著一桶桶向日葵、一盆盆百日草與三色堇、裝飾用的高麗菜與紫甘藍。我付錢買了一些東西，安排好在離開的時候過來拿，便走到有很多蔬菜與一堆堆南瓜的地方。還有番茄可以買，我買了一些用來做罐頭，還有山藥和小南瓜，可以拿來烤與打成泥煮湯。我還買了一整串的球芽甘藍、胡桃南瓜，與帶著亮黃色莖的甜菜。

我雙肩上的袋子很重，但我繼續往前走，經過露天的攤販，隨著熙攘的人群走入封閉的市集。在那裡，我買了一罐南瓜奶油，這是很棒的東西，我之前買過，能把早餐吃的平凡吐司變成南瓜派。給我一罐。在市集最裡面有家麵包店，店裡香甜的味道一路瀰漫到停車場。排隊買麵包的還有幾個人，我趁著在等待時，吸了幾口新鮮麵包、點心與餅乾的熱酵母味。我清楚記得，在我小時候，大概五、六歲吧，我站在一樣的地方，牽著媽媽的手，等她買一袋十二入的巧克力豆餅乾，裝在白色的紙袋裡。就算這麼多年過去了，還是有一堆相同的紙袋放在收銀機旁，用一顆石頭壓著，免得被風吹走。烘焙師帶著期待的表情看著我，幫我點東西，用一張蠟紙把一條胡桃肉桂麵包包起來。我付了錢，移動了一下肩上的袋子，走回戶外寒冷清新的空氣中。

一如預期，我花了兩趟才把所有東西安放在車上。我把菊花、三色菫放好，關上後車廂門的時候，聞到咖啡與熱蘋果汁的味道，我發現有一部低矮閃亮的推車停在停車場末端。我還有幾塊錢，所以我買了一杯咖啡，坐在一張野餐桌旁，邊喝邊看著行人。附近有人在彈吉他，有個女生在跟朋友說某件事，讓兩人一直咯咯地笑，後來其中一人頭往後仰發出大笑聲，一邊抹去笑出來的眼淚。幾呎遠的地方，有對老夫妻手牽著手，慢慢、耐心地走過蔬菜攤。寒意往上蔓延到我的雙腿，於是我站起來，喝下最後幾口咖啡，往回走向車子，看看禮拜六這一天接下來會變成怎樣。

祝你有個好夢。

觀察冥想法

當你處在吵雜的環境中，這個冥想法是保持專注的好方法。

找一個你能夠坐著、不會被打擾的偏僻位置。雙腳平放在地上，用舒服的姿勢坐著，但脊椎保持挺直。

把目光專注在某個不會動的東西上，不要是某個人，將注意力放在自己身體的感覺上。注意你呼吸的韻律，還有衣服接觸皮膚的感覺。一陣子之後，開始把眼睛慢慢移動到你周遭的人身上。對看到的人不要有任何意見，只要仔細看他們在做的事，他們如何移動，他們的髮色或眼睛的形狀。好奇地搜集細節，就像準備把眼前景象畫下來的藝術家。

每隔一會兒，就回頭檢查自己身體內的感覺，然後再觀察周遭的世界。記得，冥想就是平靜地關注，你可以在坐著、走路、吃飯，或在人群中進行冥想。

吸氣。吐氣。很好。

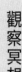

迷迭香代表記憶

我在我的菜園裡。最後一穗玉米吃完之後，現在大多數的作物已耕作完，回歸土壤。在結霜之前，我想採收菜園能提供給我們的最後一些菜。

我從皮比較軟的瓜類那一區開始，它們是南瓜（Cucurbita）的一種。這種瓜頸部長，呈彎鉤型，外皮有疙瘩但色澤明亮。有綠色、金色，也有像日出一樣的亮橘紅色，大小多能一手掌握。我把它們從瓜藤上剪下，堆在木箱子裡。我可以把南瓜拿來裝飾桌子，或放在門廊上鮮紅色的楓葉花圈中間，多餘的可以放在樹林邊，給經過在找東西吃的動物吃。

我接著處理硬皮的瓜類，它們是蒲瓜（Lagenaria）。這些蒲瓜的顏色是深沙棕色，體積滿大的，有些幾乎跟我的大南瓜一樣大。我一次採收一顆，留下幾吋瓜藤，一顆一顆地搬到穀倉邊的水龍頭。我就著水龍頭仔細清洗每一顆瓜，洗完後把它們鋪在一條舊的拼布被子上，在秋日的陽光下晒乾。

這些瓜類可以保存過冬，內部會漸漸乾燥，最後輕如紙。我在穀倉裡安排了個位置，夠溫暖，瓜放在那裡不會在寒冬中凍傷，但也乾燥，有空氣流通。我把那些瓜在置物架上排成一長排，瓜與瓜之間留點空隙，兩個月翻一次面。到了春天，搖動它們時終於會沙沙作響、種籽會在硬皮裡跳舞時，我便小心地把它們切開、挖空，放入一些鳥飼料，再鑽一個洞，穿入一條繩子。我會把它們掛在外面，黑頂山雀、藍林鶯、黃胸鳥就會來吃。我可能會在上面塗上天藍色或亮黑色，分送給鄰居好友。

處理完瓜類後，我花了一點時間從瓜藤上摘取大南瓜，把它們放在長長的碎石車道末端排成一排。我們的大南瓜數量比我們能用或吃的還要多，因此我設置了一個手寫板，請拿走南瓜的人留下幾塊錢，並在郵箱上放著一罐舊咖啡罐來收錢。

沒多久，我聽到車道上有輪胎輾地的聲音，抬頭看到一對夫妻帶著一個小孩正在看那些大南瓜。那男孩蹲下，用他小小的手摸過平滑、亮橘色的皮，以及帶刺的綠色莖。這對小孩來說是個重大的決定，要挑哪一個南瓜才好呢？一分鐘之後，他挑了一個，雖然試了幾次，他還是用雙手環抱著南瓜，拖著腳步把它帶回車上。我看到那位媽媽把幾張鈔票塞進咖啡罐，然後舉起手，朝在菜園的我揮揮手。我也跟她揮揮手，繼續到我的香草園去工作。

九月時，我已經把最後一小部分的巴西里、奧瑞岡葉、羅勒剪下來，但還有很多鼠尾草、酸模與百里香。百里香照了暖暖的太陽，聞起來特別香，於是我把百里香放在掌心搓揉，捧到面前。我把眼睛閉上，緩慢地吸了幾口氣。魯德亞德．吉卜林[1]曾寫道，百里香聞起來就像是天堂的黎明。

想著跟植物與香草有關的詩，我伸手修剪最後幾枝迷迭香。「這是迷迭香，代表記憶；求求你，親愛的，記得我：這是三色堇，代表相思。」[2]我大聲地說出來，雖然我不是奧菲莉亞。我沒有感到心碎或迷惘，相反地，當我在菜園中，我感覺自己被找到。

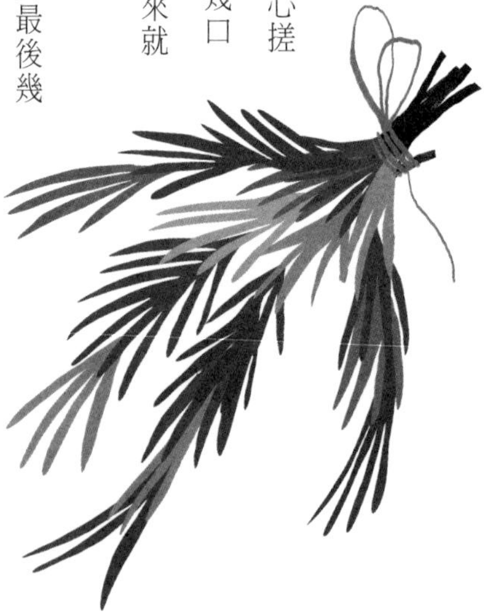

我站了一會兒，用腳趾頭用力把鞋子壓進菜園土裡。或許我是想讓身體跟土壤直接連結，以表達感謝，跟它說：「我注意到你賜予我的有多少，我非常感激。」我記得幾年前，有一次我告訴朋友，我感受到一股親近大自然的強烈需求。他用和善的聲音說；「你就是大自然。」當然，他說的沒錯，每當我無法呼吸到新鮮空氣、接觸土壤，或在茂密的樹林中走動時，我都把他說的話記在心裡。

我為感恩節的大餐剪了幾束鼠尾草，替家裡的貓剪了幾根貓薄荷。我在修剪過的迷迭香莖上堆了幾吋厚的松針，以免它們受到即將到來的霜雪的傷害，然後將一根迷迭香塞進我的舊法蘭絨襯衫的前側口袋，讓香味整天如影隨形。迷迭香是代表記憶，我正記起自己在自然界中的位置。

祝你有個好夢。

1 Rudyard Kipling（1865-1936），英國小說家、諾貝爾文學獎得主。作品有《叢林奇譚》（*The Jungle Book*）、《勇敢的船長》（*Captains Courageous*）、《原來如此．吉卜林故事集》（*Just So Stories for Little Children*），以及《基姆》（*Kim*）等。

2 莎士比亞名劇《哈姆雷特》第四幕第五景中，奧菲莉亞（Ophelia）拿著採擷的野花走向國王和她的哥哥雷歐提斯（Laertes）時說的話。

瓜類保存法

先從一顆硬皮的瓜開始，較大、深棕褐色的那種。用肥皂與水清洗，再晾乾。用消毒酒精把表皮擦過，進一步確保表皮是乾燥的。

把你的瓜放在通風良好的地方，避免陽光直射。放置六個月，一週左右翻面一次，確保乾燥均勻。如果瓜發霉或開始腐壞，就丟掉，用一顆新的重新開始。當瓜類完全晒乾，重量會變輕，搖動的時候會沙沙作響。

乾燥後的瓜能用來佈置室內或室外。耐久放，堅固，但又很輕。你可以把瓜剖半做成餵鳥器、用油性顏料或壓克力顏料上色，或只要單純地把瓜擺在桌上或前門廊。

取消的計畫

當時看來，那似乎是個好點子。哪一次不是呢？週五晚上，看一場我們都想看的電影，吃一家我們都喜歡的餐廳，隔天休假，如果太晚睡的話，還可以睡晚一點。

但那一整天已經過得有點疲憊了。我從早上離開家之後，就不斷趕來趕去。我把午餐忘在家裡，因此用一顆蘋果與一些在抽屜裡找到的餅乾勉強果腹，但我還是有點餓。我也很累，只渴望穿上我最柔軟的衣服，獨自做我喜歡的事情。回家路上，雨就下了起來，冷冷的雨落進我的領口，令我雙手冰冷。想到要回家準備，再回到陰沉的天氣中，就覺得痛苦。

幸好，跟我有約的朋友人很好，我們多年前就這麼約定：我們都發誓要永遠誠實面對自己能做或不能做，想做與不想做的事。那樣我們就知道，當我們向對方尋求幫助，或共同經歷一場冒險，對方若答應，就是全心投入，而非出於義務。如果對方拒絕，就只是表示他想要照顧好自己，那也很好。所以我沒有考慮太久。我拿起手機，發現她跟我剛好同時上線，這情形以前也常發生。她傳了一個訊息，只有一個字。

「嗯……」

我拿著手機大笑，回傳：

「你也是嗎？」

「我已經穿上睡衣了。」

「好。那不要換。我們改天再去。XO」

「XO」

「太好了！」我叫出聲來，一手握拳揮向空中。我深吸了一口氣，從嘴巴吐氣。直到我感到全然放鬆，才發現我一直聳著肩，緊咬牙關。現在我知道我會待在家裡，就決定慢慢來。我把身上溼答答的外套脫下來，掛在門邊，回到臥室，拿出我最喜歡的睡衣、一雙厚襪子，還有一件柔軟的舊開襟毛衣。因為方才的雨，我還是覺得有點冷，便把這些舒服的衣服丟進烘衣機。我設定了十分鐘的烘衣時間，同時在房子各處點了蠟燭，播放音樂。我看了一下冰箱，翻找了一下抽屜的外帶菜單，考慮著要吃什麼。我原本想點披薩，或辣的泰式蔬菜與麵，但想到要讓外送員在這種寒冷的雨天出來，就覺得有點內疚。我聽到烘衣機烘好的鈴聲，就興奮地跑過去。年紀越大，就會對越奇怪的事感到興奮。我剛到家的時候覺得精疲力盡，現在卻精力充沛、充滿活力，熱切地期待著獨自一人，幾乎什麼事都不做。

從烘衣機拿出的衣服熱烘烘的，我趁衣服溫度還沒消失前快速換上。我穿上厚襪子，感覺腳趾頭終於暖了起來。我在睡衣外套上開襟毛衣，躺回床上。待在家的感覺真是太好了，不知道如果我原本就沒打算出去，是否還會感覺這麼享受。是因為有比較，才讓這個選項顯得更美好。我找到手機，又傳了一封訊息給我朋友。

「我們下週末再來取消計畫吧。」

她回傳：「等不及了，城裡有個音樂會。」

「我真期待不要去。」

我很喜歡這樣，知道我們倆都舒舒服服地待在家裡，她在市區另一頭的家中很放鬆、開心，我在我家也終於暖和起來。這是友誼最好的樣子：別人的幸福也帶給你快樂，儘管你不在現場。

我回到廚房，再次搜尋冰箱，拿了一包洋菇與一些新鮮巴西里葉。我在儲藏室裡找到高湯、義大利阿柏里歐米（arborio）與一瓶紅酒。像今天這樣的夜晚，最適合吃燉飯了。吃起來很讓人滿足，吃得飽，很舒服又溫暖，也十足美味。我在爐上放了一個大平底鍋，切了點洋蔥，慢慢地用橄欖油炒，用另一個平底鍋加熱高湯。我開了紅酒，倒了一點給自己，把酒瓶放在不遠處，等一下可以洗鍋去渣。

當洋蔥味道開始出來，呈現出一點玫瑰色，我便把米加入平底鍋，攪拌一、兩分鐘。米的外圍開始變透明，中心可以看到一個像珍珠的點。我開始慢慢地把熱高湯淋上去，一次一湯匙，攪拌，等高湯吸收後再加更多進去。這有點像冥想——用木湯匙攪拌整個平底鍋，看著米釋放出澱粉，變軟，形成濃稠的醬汁。我再加一匙，再攪拌。站在平底鍋旁，香噴噴的蒸氣溫暖了我的臉與脖子。

我站到旁邊去切巴西里葉，用來灑在上面；把洋菇切成四半，加一點紅酒單獨炒過，最後可以加上去。我把火關掉，把洋菇倒進燉飯裡，加上幾撮鹽巴與胡椒，攪拌均勻。

最後，我把燉飯盛入碗中。把晚餐端到咖啡桌上時，我的肚子期待地咕嚕作響。太棒了。我要在沙發上裹著毛毯吃飯，一邊看電影。我是個大人，沒人可以阻止我。

我自言自語地哼了一聲。

我把自己的位子喬好，雙腳翹起來，碗放在大腿上，手裡拿著紅酒杯，打開電視。

我為這樣的夜晚留了一部電影。我原本想進電影院看的。這個記憶讓我笑了出來，可能原本打算跟朋友去，後來取消了吧。那是個偵探故事，演員陣容堅強，時間設定在一百年前，場地與佈景都很美。我多年前讀過原著，但忘了兇手是誰，所以我已經準備好邊看邊解謎了。雨拍打著我身後的窗戶，我慢慢啜了一口酒，按下播放鍵。

祝你有個好夢。

讓糟糕的一天變好一點

有些日子不是那麼美好，有些日子則是糟透了。所以，當這種糟糕的一天結束，回到家時，可以在廚房待一下，泡一大杯熱巧克力。你可以加進一把巧克力餅乾，攪拌一下，讓它更豐富。你也可以泡一杯茶，豪邁地加入一些威士忌，讓它乳化、產生甜味。在加威士忌時可以告訴自己：「這一杯具有實際的療效。」但也可以不用。你可以只因為想喝就喝。

然後，在家裡走一圈，檢查門鎖，等你鎖上最後一個鎖，就跟這個世界說：「留在外面。」然後到你的臥室，把熱可可放在床邊，點一盞小燈。找到你最柔軟的那件睡衣，已經洗過上百次，所以很軟、很涼爽、很薄，光是把睡衣穿上身，就能讓你發出放鬆的輕嘆。再套上一件柔軟、寬大的連帽衫。拉起拉鍊，戴上帽子，襪子應該也能派上用場。

現在回到床上。如果床上有人，你可以趴在他的大腿上，閉上眼睛，讓他摸摸你的頭。如果有隻貓或狗，牠們會跟你窩在一起，用牠們快速的心跳讓你暖和起來。如果你是一個人，放鬆下來，知道你可以真實表現出自己的感受，不用向任何人解釋。如果電話響了，不一定要去接。如果有你今天還沒做完的事、還沒傳的訊息，就等明天再做吧。今天已經夠了。

喝口巧克力。把燈關掉。把毯子拉上蓋住肩膀。把思緒帶到柔軟、簡單的地方。吸氣……吐氣。吸氣……吐氣。

在有南瓜與蘋果汁的磨坊

從炎熱的夏天開始，我就一直在等。

現在，它終於到了。涼爽的秋天終於來了，充滿元氣、心曠神怡的感覺，取代了夏日的昏昏欲睡。下午時分的金黃光照，是只有秋天才見得到的。空氣聞起來香甜，帶有一點辛辣味，葉子顏色正在轉換，讓每一天都有新的景色。幾年前，我曾跟一個朋友說，我太喜歡看這些葉子的顏色，以致好像無法看得夠仔細。她笑了一下說：「放鬆你的焦點。」這個建議很棒；帶著耐心與平靜的關注，就是享受我期待時刻的最好方式。

那天早上，我看著樹葉變換的顏色，感受臉上的涼爽空氣，我站著不動一會兒，讓焦點放鬆。我甚至把眼睛閉起來，只是聽著風吹過乾枯葉子的聲音，跟夏天的微風聽起來不大一樣，夏天的葉子仍翠綠新鮮，但如果我不是靜止不動或聽得不夠久，也有可能分辨不出來。

之後，我們掃了一下落葉，把水管捲好，與花盆一起收到車庫裡的黑暗角落。門廊上有一些紫色、纁紅色的菊花，但當我們雙手叉腰、欣賞著它們時，都一致認為少了點什麼。

「我猜我們需要一點大南瓜。」我說。

「大概是吧。」他微笑著，眼睛也帶著笑意。

「要買點蘋果汁嗎？」

「當然。」

我們穿回原本因為在院子工作覺得熱而脫掉的毛衣，跳上車。我們出發，從大路開到小路，再開到黃土路，聽著收音機裡一首我只會唱一半歌詞的老歌，手指在車門扶手上敲著。一排排枝幹多瘤、因果實的重量而低垂的蘋果樹，在車窗外掠過，我們最後把車停在磨坊前長滿草、留有車轍的一塊地方。穀倉與商店前面高高的木箱子裡裝的是蘋果，非常多的蘋果，你會願意為了這些蘋果等上一整年，因為它們的滋味與香味比一般店裡賣的要好太多。還有一堆堆、一排排、一畦畦的南瓜，以及穿梭其間的人們，仔細思考之後說著：「我要這個。」

店內的貨架上是許多果醬，冰櫃裡滿滿的新鮮蘋果汁，還有一盤盤熱呼呼的甜甜圈。有些是原味的，脆脆的，不攙雜其他東西；有些淋著糖漿，裹著糖霜。那間小店的一側有個舊拱門，通往榨汁室，你可以在那裡看到蘋果汁的生產過程。我們在那裡停留片刻，看著一個小男孩在看榨汁機下降。為什麼看東西的製造過程那麼有趣呢？

我回想起在小學上半天課的雨天時會看的影片，那些影片的畫面還有顆粒感，我記得我著迷地看著一部製造蠟筆的短片：有幾百枝裸裝的藍色蠟筆在輸送帶上移動，等著包裝，然後被整齊地裝盒、裝箱、送上卡車。想到這段回憶，令我微笑地看著小男孩，他被迷住似地站著，一根手指抵著下巴，專注地看，他爸爸則蹲在一旁，指著那個正在製造他那杯蘋果汁的機械裝置。他還有許多個秋天要過呢。

回到戶外，我們往大南瓜田走去，一邊踢著地上的落葉，看著果園外圍綿延的田地，有些已採收的田被鏟平了，到處都是樹木，其他地方則被一條潺潺流動的小溪所包圍。我們找到一批高大的大南瓜，底部十分平坦，有著綠色捲曲的莖，看起來好像童話裡的東西。我們把這些大南瓜與一些小而圓的南瓜抱起來，明亮的橘色，好像迫不及待被刻上一張臉。我們把整堆南瓜抱回去，到收銀檯旁的舊秤上秤重（一磅四十分錢）。再加上一袋棕色袋子裝著的蘋果，以及一夸脫冰蘋果汁。我們已經買到想要的東西，而且還買了更多。

回家後，我們把南瓜放在門前台階，坐在旁邊享受最後的蘋果汁與暮色。很快地，我們就會把耙子收到一旁，清理掉最後幾盆植物與庭院垃圾袋。很快地，我們就會進屋，點起蠟燭，開始做晚餐。但現在，只要再幾分鐘就好，我們坐著，讓脖子和鼻子被冷空氣凍得冰冰的。現在，我們聽著鳥和花栗鼠晚上準備要回窩裡睡覺的聲音，看著夜空變換的顏色。現在，我們讓注意力放鬆，忘卻繁忙。

祝你有個好夢。

祕密愛慕者

我忙著在口袋裡撈鑰匙，終於把鑰匙拉出來時，有一張小紙條也跟著掉了出來。紙條在風中飄了一下，我很快伸出手把它抓回來。原以為是張口香糖包裝紙或電影票根，打開之後，我發現那是一張手寫的字條，上面寫著：

「你很可愛。」

字的旁邊還畫了一顆有支箭穿過的愛心。我定定地站著笑了，儘管冷風迎面吹進外套夾層，我頓時覺得有股暖流注入全身。

我把鑰匙插進鎖孔，打開前門，關上身後的門時又讀了一遍字條。其實上面只有短短四個字，我想我不是真的在讀什麼，而是在讓那種某處有人在深情地想著我的感覺傳遍全身。那種感覺讓人有點暈眩，又覺得溫暖，胃部因為激動而覺得空空的。我把外套掛在門邊架子上，想著這張紙條是什麼時候、在什麼地方跑到我的口袋裡。

那天我一早就到麵包店，坐下來喝咖啡時把外套披在椅背上。我翻了翻我的手帳日誌，寫點註記，為這一週做點安排。如果有人經過我身邊，把一張紙條塞進我的口袋中，我會注意到嗎？可能不會。我坐了好一陣子，起身要了第二杯咖啡與一個塗滿果醬的甜點。甜點酥脆，餅皮很薄卻十分美味，我細細地品嚐著，假使當時發生地震，我恐怕也不會注意到。

我從麵包店走到圖書館。不，我是先穿過公園，那邊正在架設藝術家市集的攤位。我停下來幫了幾個人的忙，他們的帳篷蓋沒綁緊，在風中飄了起來。我們努力地把它綁好，我還幫他們把幾顆南瓜滾到攤位前的位置。他們有一籃籃秋天裝飾用的手工藝品，我看著這些東西幾分鐘。有深橘色的花圈、紅色的橡木葉，還有一些嚇人的蝙蝠，用電線跟尼龍做的，可以掛在前門。有用彩色摺紙做的骷髏頭、蜘蛛，還有一袋蜜蘋果。他們拋了一顆蘋果給我，感謝我的幫忙，我把蘋果放進袋子裡，打算晚點再吃。我不覺得那張便條紙是在那時被放進來的，因為他們都忙著把東西拿出來擺攤。

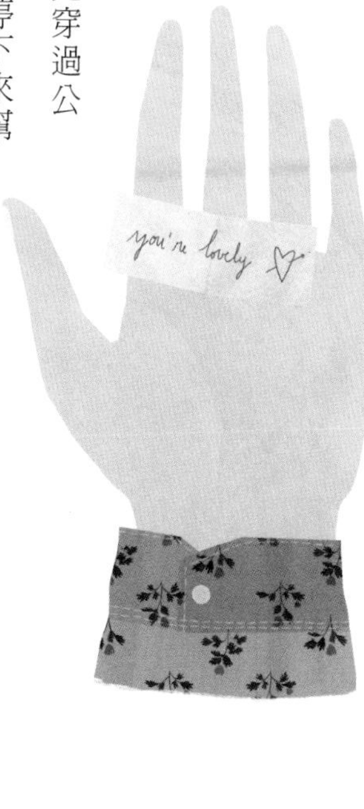

我拿著紙條坐到大大的凸窗旁的沙發，看著窗外街道。風還在吹，把人行道旁刺槐的細小、淡黃色葉子吹落，在空中轉圈。刺槐的葉子很小、很輕，每次我打開前門，它們就會飄起來。我想到這些葉子在風中旋轉、飄浮，不知道這張小紙條是否也曾這樣。或許它已經由愛慕者交給他愛慕的對象，又意外飄進我的口袋。

但它沒有摺痕，邊緣也完好。只有寫字條的人摺過一次、然後被我打開的痕跡。我仔細看了字跡與愛心，但無法辨認出任何東西。

我回想在公園之後我又去了哪些地方？我去了圖書館，原本只是想把我借的書丟進門口的還書箱，就直接去下一個地方，但我覺得有點冷，從窗戶看到人們正在瀏覽書架，還有閱覽室裡那個又厚又軟的大沙發，我馬上就被吸引進去了。我經過服務台，走到放雜誌與報紙的那面牆。我喜歡圖書館的這一點；我無法每個月訂閱所有我想讀的雜誌，但圖書館可以，而這就表示我可以在那裡讀到文章、看到亮面圖片，用手指翻閱紙頁到心滿意足為止。我從牆面上拿了幾本雜誌下來，一本跟考古有關，封面寫著裡面會看到最新發現的墓穴；一本有關於建築新概念的報導與圖片；另一本有適合冷天的暖心食譜。沙發旁邊有一排扶手椅，有幾張已經被其他讀者占據了，但我還是找到一個位子，可以坐下來翻閱雜誌、看文字與圖片。我還在購物清單上加了幾樣東西，最後把雜誌放回原本的地方。會是有人碰巧看到我，偷偷把這張紙條塞進我的口袋嗎？好像有可能。

離開圖書館後，我去文具店買了一張生日卡。我跟櫃檯借了一枝筆，把想說的話寫上，就直接去郵局買郵票寄出去了。我還去了市場，買一些晚餐食材，還停下來看著一家商店櫥窗裡的一雙鞋子。

我去過很多地方，與許許多多人擦肩而過。

我發現，當我在回溯自己的足跡，回想一天的行程時，其實是在尋找出現在人群中的一張特定的臉，我暗地裡希望這張臉的主人曾悄悄寫下這張紙條塞給我。我已經離開學校很久了，但似乎也還沒老到不會有人暗戀我、迷戀我，以及無法享受只是想著某個人的感覺。

通常羅曼史仍處於假設階段時，是最美的，所以我決定停止在記憶裡搜尋，只要享受我愛慕的那個人可能也愛慕著我的感覺。那個人今天在街上看到我，忍不住畫了這一顆心、寫了這幾個字，心跳加速地把他的感覺放入我的外套口袋。

我會找一個特別的地方保存這張紙條，或許有一天我的猜測能夠得到確認。

祝你有個好夢。

老屋裡的萬聖節

在「不給糖就搗蛋」的活動開始前幾個小時，我檢視衣櫃時想起了幾年前去歐洲的旅行。

那時我正走下火車、踏上月台，突然停下腳步，因為想到那一刻我可能成為任何人。從我身邊經過的蜂擁人潮，沒有一個知道我是誰。如果願意，我可以再造一個自己，重取一個名字、用某種口音說話、勇敢去做那些以前沒有勇氣做的事，或乾脆試著過一種不同的人生。萬聖節不就是有著一樣的訴求嗎？這是嘗試不同打扮——戴上面具、穿上戲服——的機會，我們都允許彼此有點奇特的一天。

我翻找著掛在衣架上的衣服，找到一件黑色長大衣，穿起來會有點像巫婆的長袍。我嘖了一聲：不要再扮巫婆了。接著，我找到一件舊洋裝，是猩紅色的長洋裝，剪裁有點貼身，高腰設計。好啦好啦，我是有一陣子很迷戀《傲慢與偏見》，誰沒有年輕過呢。隔壁的掛鉤上，掛著一頂金黃色的皇冠，看起來傻里傻氣，非常閃亮，可能是在某次婚前單身派對上有人給我戴的。我看著皇冠、暗紅色的洋裝，從掛鉤上拿了一條項鍊，就成了一套掛著紅色大愛心的古裝戲服。

「紅心皇后？」

「砰。」閣樓發出了聲音。

「謝謝你的意見。」我對著上方的天花板笑了。

閣樓通常不大發出聲音。一天當中可能會有一、兩次不明顯的輕輕碰撞聲，好像有人把馬克杯放在桌上，力道大了點，或者是晚上睡前把書闔上的聲音。事實上，這些聲音都是晚上才會聽到：睡前十分鐘左右，我會聽到低沉的砰砰聲，然後我就會把書放下，大喊：「我也是喔，我們熄燈吧？祝你好眠。」所有的老屋都會出現一些奇怪的聲響與閃爍的燈光，但說實在的，那撞擊聲感覺總像那種你只認得臉、但叫不出名字的鄰居的友善招呼。我們會向彼此點頭示意，然後繼續過我們的生活，況且，每個人都要有地方住啊。

那就決定扮紅心皇后了。我把洋裝拿到樓梯間的平台，那裡有一個能俯視街道的大窗戶。我把窗戶打開，讓涼爽、帶辛辣味的萬聖節空氣吹進來。我把洋裝掛在窗框上，上身探出窗外，手肘撐著窗台，看著街道一會兒。鄰居們正在家門台階上擺放南瓜，孩子們正從巴士上下來，踢著一堆堆的落葉，或跌倒在落葉堆中，已經穿好他們的扮裝服。

我還記得獲准扮裝上學的那種暈陶陶的興奮感——一整天都充滿狂歡、遊行與糖果。小孩子的興奮是沒有節制、純真的，甚至隔著這麼一段距離，也十分有感染力。我用手指敲擊窗台，然後轉身下樓走進廚房。

我稍早前已把南瓜刻好了。我在挖籽、刻鬼臉的時候，電視正播放著一部老怪獸電影。南瓜籽現在在烤箱裡烤著，從氣味判定，差不多快好了。我會把南瓜籽淋上橄欖油、海鹽與黑胡椒，我把幾顆南瓜籽丟進嘴裡時，會在舌頭上發出美味的嘶嘶聲。我把南瓜籽舀進碗中，這樣我發糖果給孩子們的時候，也可以給他們當點心。我在房內忙進忙出，點蠟燭，把我的巨大點心盆準備好。

最後，我把我的南瓜都拿出來，放在前門階梯上。我自娛了一會兒，替這些南瓜設定不同的劇情：這顆南瓜愛上那一顆南瓜，而另一顆就嫉妒了……。我這個在萬聖節獨自站在自家門口的大人，好像玩得有點太開心了，但我看看四周，也沒發現有人在看我，所以我又繼續玩了一會兒。

光線變了，在一年的這個時節，幾分鐘之內太陽就下山了，天色一下子就從昏暗到全黑。我把萬聖節南瓜燈裡的蠟燭點燃，衝回去樓上拿我的洋裝與皇冠。樓梯間的平台現在有點冷，我關上窗戶，拿下洋裝。準備轉身回房間時，突然停住腳步。

往閣樓的階梯已從天花板降下來，停放在樓梯間的平台地板上。那是一種舊式的伸縮式階梯，只要拉從天花板垂下來的一條繩子，就可以放下階梯，但我並沒有拉那條繩子。我深吸了一口氣。

「很好，」我鎮定地說，「我猜，如果一年中有一個晚上你可以出來搗蛋的話，那就是萬聖夜了。」接下來的沉默，我就當作是同意了。

我小心翼翼地繞過階梯，走進我房間，換衣服的時候把背後的門關上。我體內還有一陣寒意，那是確定的，但我還記得孩子們準備好要到鄰居家覓食的興奮感，不久前我才感受到，我想那份感染力一定比我想像的還要強大。

我把皇冠戴上，把那個好笑的愛心項鍊掛在頸間，腳伸進一雙舊紅絲絨拖鞋，聽到前門傳來第一聲「不給糖就搗蛋！」。

「我們最好快點下去。」我喊道。

「砰。」閣樓回了一聲。

祝你有個好夢。

香脆烤南瓜籽

一杯的分量

不論你的年紀多大，都可以刻南瓜或享受這樣的美味點心。這點心特別適合萬聖夜，當你一直從糖果盆裡偷抓糖果吃，需要來點鹹的平衡甜味時。

- 一杯生南瓜籽，盡可能把南瓜肉剝乾淨
- 一湯匙特級初榨橄欖油，或融化的椰子油
- 鹽巴，適量
- 二分之一茶匙孜然粉（可不加）
- 一撮卡宴辣椒（可不加）

將烤箱預熱至攝氏一百六十二度，在一個大盤子上鋪一張廚房紙巾，在烤盤上鋪上

烘焙紙。

把南瓜籽上的肉盡量剝掉。清洗南瓜籽，放在鋪好紙巾的盤子上晾乾。必要的話，可以用另一張紙巾拍乾。

取一個中型碗，把南瓜籽和油、鹽巴、香料（若有使用的話）加在一起。好好攪拌，直到所有南瓜籽都包覆到均勻的調味料。

將混合好調味料的南瓜籽平鋪在烘焙紙上。用一支湯匙，把南瓜籽平平地鋪成一層。

烤二十至三十分鐘，直到變成黃褐色且酥脆。若南瓜籽較大顆，烤的時間就要長一點，較小顆的籽就不用烤那麼久。

開始吃吧！烤過的種籽可以放進密封玻璃罐裡，在室溫下可存放一週。

工作檯上的工具

我姊姊是個自造者，她會做各式各樣的東西。爸爸也一樣，小時候，他們在下著春雨的午後，都會花很多時間待在車庫，或是在炎熱的夏天，則是把車庫門打開，讓新鮮空氣流進來，一邊敲敲打打。

我經常看見爸爸在用車床車一塊木頭，木頭轉動時，聚精會神地拿著鋒利的工具塑形。他喜歡在作品上加上微小的細節，這些細節大多數人可能看不見，但少數花時間仔細觀察的人，就會很珍愛。我年紀很小的時候，他幫我做了一張小小的書桌，上面有許多微小、美麗的細節，那一定花了他很多時間才打造出來：有一個蓋子，抬起來時，就會俐落地滑進藏在書桌上方的一個縫隙裡，放下時，可以用一個小小的鑄鐵鑰匙鎖起來，那把鑰匙還掛在我的幸運手鍊上。一側有一個抽屜，有個暗扣，可以打開一片刻著我姓名縮寫的嵌板。那幾乎是我收過最棒的禮物。在這個好多東西似乎製造出來就是準備要丟棄的世界，他打造的東西是真正的寶藏。

爸爸在雕刻、磨砂、染色的時候，姊姊就在修補、拆解東西。她會搜集老時鐘，還有一些鄰居不要的東西、故障的機器，再有條不紊地在她的小工作檯上把這些東西拆開。她會耐心地把螺絲釘從釘孔中轉出來，把在一件東西內部運作的小小輪子與齒輪夾出來，用手摸過他們，檢查是否有些輪齒或輪輻斷裂或扭曲。她會修理、重新組裝，沒多久，那件東西就會在她的工作檯上開始滴答作響或轉動起來。爸爸會檢查一下，對她露出驕傲的微笑，接著他們便會去修下一件物品。

他們工作的時候，我會快速進出車庫，盡量把手放在口袋裡，不讓他們分心。雖然他們都熱愛細節，但我偏好用比較宏觀的視角，而且很難一直專注於一個計畫或地方。我問他們在忙什麼時，他們會耐心解釋給我聽，但沒多久，我就會跑去騎很久的腳踏車，或在地板上的木屑裡描畫著夕陽的線條，對此他們也不會感到意外。

多年後，我還是愛把注意力分散在許多不同方向，而姊姊仍舊是個自造者。最近，我在跳蚤市場找到一個我覺得很適合她工作室的東西，便打電話給她。我在一個涼爽的秋日開車出門，正欣賞著樹葉變換的顏色時，看到一個露天市集的指標。才一眨眼的工夫，我就停好車，走進那由攤位與棚子組成的迷宮。裡面有一排排古董大學校隊夾克，上面有磨得舊舊的補丁與用金色繡線繡上的名字。有一個個舊牛奶木箱，裡面裝滿了五〇與六〇年代的黑膠唱片。

我發現一個錫製的老式蛋糕盒，只有一點點凹痕，底部有個能放進一把刀的縫隙。剛好適合拿來帶個蛋糕去野餐，那是我幾乎不會去做的事，但它好迷人，也只要幾塊錢，所以我就把它納入收藏。

離開前，我發現一個小小的木頭音樂盒，裡面鋪的天鵝絨已經碎裂，我打開它的時候，感覺它無精打采地努力想活過來。裡面有一個非常迷你、穿著溜冰鞋的木刻小女孩，正努力想沿著刻在盒子內部的軌跡旋轉，圍繞著一棵有雪覆蓋的松樹，以及一頭驕傲地站在雪堆中的雄鹿。我試著轉動盒子背後的發條，但感覺好像已經被轉得太緊，我怕把它弄壞，便小心翼翼地把蓋子蓋上，付了幾塊錢，帶回車上。

姊姊請我直接到她的工作室，答應說她會立刻煮一壺咖啡。很快地，我們就站在她的工作室，手裡握著熱呼呼的杯子，眼前放著那個小盒子。爸爸對他的工具有點隨便，但姊姊極為仔細。牆上排著洞洞板，以有系統、依等級刻度的方式，把工具一排排地掛在上面。看著每件東西都歸好位，讓人有很大的滿足感——一把大螺絲起子旁邊掛著一個小一點的螺絲起子，旁邊再擺一個更小的。工作室有整齊的箱子，裡面是回收的零件和各種長度的木頭，有個金屬抽屜，裡面是依粗細度排放的砂紙，還有一些小小的塑膠托盤，上面有各種你想像得到的長度和形狀的扣件。架子上有一排排舊手冊，裡面黏著細麻繩，以標記某個頁面，還有幾箱我父親那個年代的雜誌。這個地方有刨木頭乾淨好聞的味道，很安靜，只有姊姊修好、自豪地掛在牆上的幾個時鐘滴答作響的聲音。

她把一枝扁扁的木匠鉛筆塞在耳後，從一個抽屜裡拿出一盒非常小的工具。她把一盞軟管燈朝自己這邊傾斜，開始慢慢地拆解那個音樂盒。她在工作時，我在工作室裡亂晃、喝咖啡、看著外頭的葉子掉落。我翻閱著寫給業餘愛好者的雜誌，當其中一個鐘走到整點，就看見鐘面上一個小小的雕刻門打開，一隻小小的鳥跳出來，跟鐘鳴聲一起唱著歌。同時，底座上的一個木製人偶將一副微小的雙筒望遠鏡舉到眼前，仔細瞧著這隻鳥。我覺得這鐘十分巧妙，笑了出來。姊姊在她的工作檯上發出了滿意的輕嘆聲，我轉身去看她慢慢拴上音樂盒後方的發條。我走到她的工作檯邊，跟她一起聽著那幾十年來第一次發出的、微小而甜美的旋律，看著那個溜冰女孩旋轉、沿著軌跡滑行。

不是所有故障的東西都該被丟掉。其實，只要一點點耐心與努力，幾乎任何東西都能被修復，重新開始發出樂音。

祝你有個好夢。

其實，只要一點點耐心與努力，
幾乎任何東西都能被修復，
重新開始發出樂音。

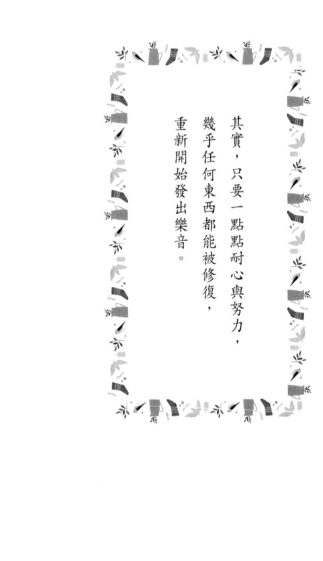

涼爽散步天，泡個熱水澡

樹上還有幾片葉子，但沒剩太多。我站在碎石步道，抬頭往上望，一叢流連不去的橡樹葉仍懸在樹枝上，高掛於灰色的空中。葉子是亮橘色，我想像這些葉子手牽手說好要再撐久一點，再待個幾天。我環顧周遭樹木的樹幹：殘餘的霜，不斷升起的風，將成堆的乾燥棕色松針和落葉吹成一叢叢，緊貼著樹根與樹樁。我深吸一口氣，秋天辛辣的煙燻味變少了，更多的是即將到來的冬日冷冽、乾淨的味道。快下雪了，但我抬頭對著那些固執的葉子微笑；還有一點時間。

我把帽子往下拉，蓋住耳朵，讓臉迎著風。風很涼，但不刺人，讓我覺得很有精神。我前面的步道轉了個彎，前進到一條小溪旁，我也跟著轉彎，看著水流淌過長滿青苔的石頭，然後形成緩慢旋轉的漩渦。春天的時候，我在這裡看過青蛙，牠們會躲在岸邊茂密的草叢裡，或漂浮在水面，正好露出眨得很慢的眼睛。前方的小溪起伏、擴散，流動得更快。我停在一座舊橋上，靠著欄杆，低頭看著下方湍急的水流。

此刻，風在催促我回家了，我把手伸進口袋，想暖一暖手。從公園出來，我轉彎經過一處學校空地，那裡有幾個孩子在踢球，冷冷的空氣裡傳來他們開心地大叫與說笑的聲音。他們邊笑邊跑，紅通通的臉被風吹涼，外套堆成一堆，沒人記得，也很可能被弄丟。風吹得更強，把一堆掉落的葉子吹向鐵柵欄，有幾根葉子的莖卡住了，就掛在上面。我告訴那陣風：「我要走了，我要走了。」

轉到我住的那條街，我聽見幾隻鄰居家的狗友善地對我低吠了幾聲，歡迎我回來。我看到一隻狗的鼻子貼著窗戶冒出蒸氣，開心地兩腳踏來踏去，我大聲叫牠並揮手，牠也回叫了幾聲。跟朋友說聲：「我看到你啦！」真是讓人覺得愉快。我轉身走向自家前廊，看到前門口放著一個小小的包裹，上面寫著我的名字，我笑了。

走進家門，把外套掛起來，立刻感受到家的溫暖與味道，我把用紙包著的禮物拿到廚房桌上。裡面是香氣甜美的肥皂、海鹽，還有一瓶精美的泡泡浴，用薄薄的紙和緞帶包著。這是一份禮物。事實上，這是我送給自己的禮物，但一樣貼心。「而且時機也非常棒。」我想著，「熱水澡正是我需要的。」

我的浴缸是個很大的傾斜式浴缸，獨立位於浴室一扇窗戶下方，放水的時侯，陣陣蒸氣冒上來，我打開一點點窗戶，讓冷風吹進來，與蒸氣混合。我把泡泡浴緩緩倒進去，調整水溫到最適合的溫度。洗澡對我來說是很重要的事，我會好好計劃。泡澡的時候，我有時會倒一杯紅酒來喝，有時則削一碗蘋果來吃；有時我會把頭髮夾起來，塗上面膜，假裝我對擱置在水槽底下許久的產品都瞭若指掌。今天，我想要一瓶大瓶的礦泉水、一整杯冰塊、一點音樂，還有我的書。

泡澡水準備好後，我把一條乾淨的蓬鬆毛巾放在浴缸旁邊的暖氣機上，讓毛巾可以在我泡澡時變暖。我先伸進去一隻腳、再伸進另一隻腳，再放低自己的身體。第一道熱氣總是會讓我定住不動一陣子。這道熱氣把我剩下的思緒都趕出腦中，只留下漂浮、暖熱的純感官享受。幾分鐘後，我啜飲著氣泡水，把腳跟靠在浴缸邊緣，看著蒸氣從我的皮膚往上升。我讀了幾頁，把書放下，聽著音樂。我滑進水中，想到小溪裡那隻眨眼的青蛙。窗外的風還在吹，那些在公園玩的小孩可能已經回到他們的家，聞著晚餐的味道，肚子正餓。鄰居的狗窩在沙發上，或是看著窗外，等著跟人打招呼。

我們都窩在自己不同的窩裡，準備過冬。冬雪將至，再過幾個禮拜，我們起床就會看到一片白色結晶的景致。我很期待在冬天的時候泡久久的熱水澡，在我溫暖舒適的窩裡看著雪落下來。我把頭往後靠在浴缸邊緣，閉上眼睛，熱氣舒緩我的全身。這麼安靜，真好。

祝你有個好夢。

泡澡儀式

我媽媽每天下班回到家時，都會站在門口壁龕的小櫃子前，慢慢把手上的戒指取下，鬆開她的手錶，把所有飾品都放在一個專門放飾品的小陶碗裡。她用手工作了一整天，一定很痠痛。她會一個一個地按摩手指關節，用大拇指指腹壓著掌心，消除疼痛。之後，她會再戴上婚戒，剩下的都放在碗中，明天再戴。她在進行這件事的時候很安靜，慢慢地照顧她的手，結束之後，她會小小嘆一口氣，走進房子加入我們，分享當天發生的事。

幾年前有人告訴我，如果只是盲目地進行儀式，是沒什麼用的。如果能賦予一些意義，進行儀式時想著那份意義，儀式就能成為工具。你可以用這個工具來開始一個新的時刻、慶祝、珍惜，或進行許多有用的人類行動。我知道之後，就想到我母親與她每天晚上的習慣，還有櫃子上的碗。這是她自己發明的儀式，在工作完一天之後好好愛惜自己，並從充滿塞車與最後期限的世界，轉移到她自己跟家人和家相處的世界。

這是個透過泡個熱水澡來照顧自己的簡單儀式。你需要以下幾樣東西：

- 乾淨的浴缸
- 瀉鹽或泡泡浴，如果你喜歡的話
- 一支蠟燭
- 火柴或打火機
- 乾淨蓬鬆的浴巾與擦臉毛巾

泡澡的每一個階段都會花點時間，這就是讓你放慢身心的儀式。有時候急急忙忙是會傳染的；我們在不必要的時候也急急忙忙，只是因為外在所處的環境步調太快。首先，把自己跟這個世界的匆忙區隔開來。在浴室外找個地方，把像是手機、智慧型手錶與平板電腦等裝置關掉並放在那邊，是真的關機。不要把這些東西一起帶進浴室，連它們的震動或提醒都不要。

進到浴室，關起門來。可以的話，就把門鎖上。同時，花點時間留意你正在把世界關在你的空間外面。你現在是一個人了。你可能會發現自己的肩膀或下巴一直都很緊，現在你可以放鬆了。

放水，調整一下水龍頭，直到水溫達到你喜歡的溫度。如果你要用泡泡浴或瀉鹽，就現在倒進去，看著泡泡散開或瀉鹽溶解。你可能會發現你習慣一心多用的腦子，現在想要做別的事。你可能暫時會覺得有點不自在，但請繼續保持，不要分心。這就是一心一用，多練習幾次，就會讓你很放鬆。

浴缸放滿水的時候，關上水龍頭。

點燃你的蠟燭。點蠟燭的時候可以想著一個意圖，或者只是專注於點火、燃燒燭芯的過程。

脫去衣物。

把浴巾放在伸手可及的地方，擦臉毛巾則放在浴缸旁。

當你身體往下沉，注意水接觸肌膚的感覺。躺著，浸泡十分鐘。

當你是嬰兒時，有人會仔細照料你洗澡。現在，你幫自己抹上香皂、清洗時，請慢慢地做，用一樣的方式照料自己。你一直都是值得關愛與關注的。

泡完澡後，把塞子拉掉，水流掉時仍留在浴室內。用浴巾或睡袍把自己包起來，然後仔細沖洗浴缸，為下一次泡澡做好準備。把蠟燭吹熄，開門之前，做一次深呼吸。

你把自己照料好了，現在你要做的，就是去照料別人。

下雨天，煮湯天

我整天都在外面，撐著傘，從一間店到另一間店。我快辦完雜事，匆忙地在雨中奔跑。之前碰巧遇到一個老朋友，便跟他一起走進咖啡廳喝杯熱飲，我們坐在窗邊的扶手椅上，看著雨落下。下午才剛開始，但是日照的時間越來越短，天色已經灰暗低沉。街上的人潮越來越多，大家都急著把事情辦完，想舒適地回到家避寒的本能越來越強烈。我們喝著漸涼的飲料，聊了一下天。我發現我一整天都在忙著趕進度，其實都是我替自己設下的假想期限。我的時間是夠的，而跟朋友坐著、喝著甜甜的熱印度奶茶，提醒了我這一點。

走出咖啡廳時，我們相約幾天後一起午餐，然後給彼此一個緊緊的擁抱。我注意到我的老朋友們用手臂抱著我擁抱時，總是抱得非常用力，我的肋骨都快斷了，不像一般人只是身體前傾、輕輕拍一下背。那感覺就像一個鼓勵，好像內心深處的一道火花被點燃，發出柔和的光暈。

躲在雨傘底下，回到雨中，我帶著微笑忙完最後幾件事，沒多久，我就把鑰匙插進前門的鎖孔，踏入溫暖的家中。我把袋子放下，把雨傘放進傘架，轉身把門鎖上。轉動門把的時候，我看著外面的雨已經匯集成巨大水流，流經水溝與排水孔，漫到人行道與街道上。我已經平安到家，心滿意足。我笑了，想到經典兒童節目裡的主角「羅傑斯先生」（Mr. Roggers），一邊脫掉雨衣，換上一件舊開襟毛衣，再把溼溼的鞋子換成絨毛拖鞋。

我把買回來的東西帶到廚房，全部擺在檯子上。我感覺到自己趕時間的老毛病又要犯了，於是站了一會兒，深吸一口氣。

「你到家了，」我告訴自己，「你有一整個晚上的時間，放鬆，做你喜歡的事。」

我看了一下廚房。煮飯的時候，我總是喜歡有個乾淨的檯面，所以我把水槽中的碗盤清掉，擦了一下流理檯，在窗台上點了蠟燭。「好多了。」我心想，「現在，我是不是該喝點什麼？」我開始在水壺中加水，準備煮茶，但想起冰箱裡有我幾天前做的一瓶特殊飲料。我之前看到一道自製咖啡酒的食譜，材料是威士忌、濃縮咖啡、椰奶、香草與楓糖漿，便把這些材料混合均勻，加了一點到一杯咖啡裡，喝起來還不錯，但現在我從櫥櫃拿出一個烈酒杯，加入大塊的冰塊，直接把咖啡酒從冰箱裡拿出來倒進去喝了一小口。喝起來有一點奶油味，有點甜，威士忌很滑順，還帶有一點楓糖味。我把咖啡酒含在口中一下子才吞進去，再轉身回到放滿雜貨的檯子邊。

今天晚上很適合喝點熱湯，我把我最大的鍋子放在爐子上。切了一顆洋蔥、一點大蒜、紅蘿蔔與芹菜，把食材跟幾匙橄欖油一起加入鍋中。這些食材在油中加熱、嘶嘶作響的同時，我開了一罐煙燻番茄，從櫃子裡拿了一點蔬菜湯，再把一大把甜菜切成長條狀。每次開始煮湯時，我都覺得材料不夠把鍋子填滿，但最後總是連蓋子都蓋不起來。前一晚，我在翻櫃子的時候，找到一個紙袋的亮紅色紅豆，是夏末時我在農夫市集買的。那個農夫用鉛筆在袋子上寫著「大紅豆，適合煮湯」，所以我把這些豆子浸在水裡，在冰箱放隔夜。現在，我把水濾掉，再沖洗一下，加進蔬菜湯與番茄裡，一起煮到滾，再以小火慢燉。等待湯的味道融合時，我快速地做了一個玉米麵包，用鑄鐵平底鍋放進烤箱烤。

我聽到有人開鎖的聲音，另一把雨傘也進了傘架，跟我的傘一起。「聞起來好香！」我聽到腳步聲和雨衣摩擦的聲音。我笑著，跑到門口，等著一吻。我內心的火光又點燃了，儘管門口冷冷的，冰冰的鼻子碰著我的鼻子，我內心卻感到溫暖又浪漫。「晚餐再一下就好，」我說，「要喝東西嗎？」

「好啊，謝謝，我跟你喝一樣的就好。」我回到廚房，攪拌那鍋湯，加進綠色蔬菜，把火關掉。我切了一些檸檬，最後會再擠進一些檸檬汁。我堅決相信，任何一種湯要喝之前加一點檸檬，都會變得更好喝。我看了一下麵包，正好看見一道漂亮又聞起來甜甜的蒸氣從烤箱中飄出來。我猜大概只要十五分鐘，我就能把麵包吃個精光。我聽到客廳開始播放一部老電影，以及我的愛人躺進沙發的聲音。我倒了一杯飲料，拿到客廳，放在咖啡桌上。再回到廚房拿我的飲料、走回客廳時，聽到輕輕的鼾聲。我靠著他的手臂，把杯子湊近嘴邊，想著能一起在家真好，在這個安靜、放鬆又下著大雨的夜晚。

祝你有個好夢。

自製愛爾蘭奶酒

一夸脫的分量

這款美味的調酒非常適合假日。我經常在感恩節前做好一批，送給在節慶期間前來造訪的朋友，但在任何平日，都可以拿來慰勞自己。可以當作送鄰居、友人的禮物，或當作聖誕節的早午餐。

- 一罐（十三．五盎司）全脂椰奶
- 兩湯匙純楓糖漿，也可依喜好加更多
- 一湯匙可可粉
- 一茶匙純香草萃取液
- 兩小杯濃縮咖啡或四分之一杯濃咖啡
- 一杯愛爾蘭威士忌，可選用尊美醇（Jameson）

把椰奶、楓糖漿、可可粉、香草與濃縮咖啡倒入食物調理機。以高速攪拌至少一分鐘，直到混合均勻、滑順、產生泡沫。

加入威士忌。再用高速攪拌，直到混合。試試甜度，若有需要，也可加入更多楓糖漿。

可以加冰塊享用，或在熱咖啡中加入一、兩盎司奶酒。把奶酒放在密封罐中，冷藏可保存一個月。如果油水分離，就把它好好搖一搖，或倒回調理機中，快速攪拌一下，再上桌。

深夜，與我的狗到戶外

聽見我的狗輕柔的踏步聲時，牠已走到我床邊。如今我的耳朵好像被牠設定了程式。牠半夜嘆氣、在牠床裡翻身，我都聽得到。牠起床，安靜地站在我旁邊，我也聽得到。牠已經是隻老狗了，鼻子附近的毛灰灰的，步伐很慢、很小心。我們散步的距離也縮短了，但今天，牠曾看到松鼠在人行道邊跑，突然四肢又好像找回了一點年輕的活力。牠拉著我，沿著人行道追過去。幸好牠沒抓到那隻松鼠，但牠喜歡那場追逐，一邊吠叫著。那隻松鼠跑到樹上嘲笑牠，用小動物的語言吱吱喳喳叫，牠知道自己動作有多快。我拍拍牠的頭，跟牠說牠已經盡力了，我們是不是該去公園了？

此刻，我伸出手摸牠，把腳晃到地上，雖然睡意十足，但我知道牠的意思。牠上了年紀後，有時候需要半夜出門尿尿。我一點都不介意。我把睡袍穿上，套上拖鞋，我們下樓，走到院子裡。大多數時候，我會讓牠出去幾分鐘，再等牠回來，但打開門時，空氣聞起來有點不一樣，吸引我跟牠一起出去。眼前一片漆黑，夜很深，大約凌晨三點吧，我猜。這幾週正處於秋冬交替、天氣不斷來回變換的時節。冷空氣使我睜開眼睛，我抬眼看著星星與半滿的月亮點亮無雲的天空。是凸月呢，我想。

我的狗回到我旁邊，我們倆都一動也不動，只是靜靜聽著。夏日夜晚有許多蟲鳴蛙叫，還有一種找不到出自哪裡的嗡嗡聲，但就是存在於空氣中。可能是晒過一整天的太陽，刺激著植物的生長，或只是生物發出的聲音，但無疑是嘈雜的。有一種聲音，唯有在剛入冬的半夜才聽得到，那就是懾人的寂靜。沒有車子駛過，沒有動物在旁出沒，只有輕輕的風吹著我們上方的乾枯枝枒，發出微弱的聲音。大地在沉睡，生物蜷伏在洞穴裡，等待新的季節。球莖深埋在覆土與泥土之下，希望在春天時，冒出明亮的粉色、紫色與黃色花朵。

我們又站了一會兒，我讓冷空氣侵襲手指，並往上延伸到後頸，知道我很快就會回到溫暖的床上。我做了幾次很深的深呼吸，在乾燥葉子的辛辣味之下，空氣中有一股乾淨清新的味道，我覺得可能是雪的味道。現在清澈的天空，可能明天就堆滿了雲層，如果我們再度半夜起床——這發生的機率也很高——就會是站在本季第一次飄落的雪花之下。

我彎下腰，慢慢地在我的老小孩頭上親了一下，我們轉身回到屋裡。牠停下來喝了一點水，我也喝了一杯水。然後我們慢慢上樓回到床上。牠轉了幾圈，便躺在又大又軟的墊子上。我把毯子披在牠身上，邊邊塞好，幾秒鐘內牠就會睡著了。我們都應該跟狗狗學習這一點：牠們可以一下子就從完全清醒到沉睡，反過來也一樣容易。

我把睡袍與拖鞋脫掉，拉回床上重重的被子。我滑入床單裡，把身上的被子撫平，感覺寒意逐漸在我體內消失，直到腳尖也再次暖和起來。我想到季節的變化，外頭非常安靜的風，也很感激我的狗帶我出去。這是朋友帶給我們的禮物：帶我們到我們不會去的地方，讓我們看到可能錯過的事物。

我慢慢吸了一口氣，轉過身側睡，拉上被子蓋住肩膀。我感覺自己逐漸睡去。我會把今天的一些經歷帶入夢中：松鼠在高高的樹上輕彈著尾巴，我的狗突然想跑的時候拉動了牽繩，漸圓的月亮，沉睡的大地，可能到來的雪景。

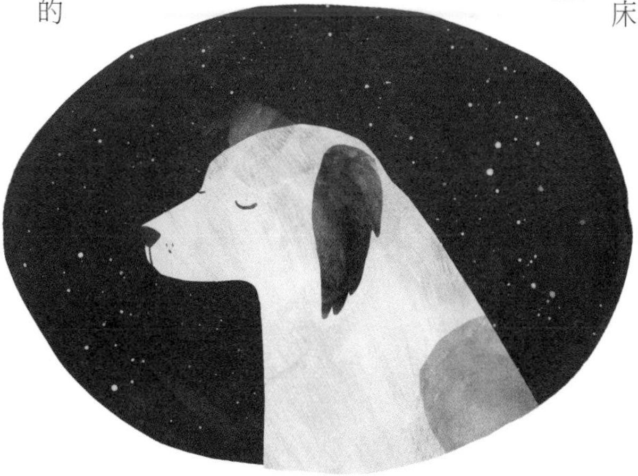

明天晚上，我可能還是會被老狗叫醒，還有之後的許多夜晚，但我很樂意醒來陪伴我的老狗。

祝你有個好夢。

這是朋友帶給我們的禮物：
帶我們到我們不會去的地方，
讓我們看到可能錯過的事物。

感恩節隔天

感恩節隔天，有些人會在凌晨四點就趕著出門，湧入商店裡，逛到累倒為止，但是我一點都沒有加入這些人的欲望。

其實，我覺得感恩節隔天最適合賴在床上很久、喝咖啡、想著早餐要吃哪一種口味的派。我正是這樣。我已經在喝第二杯咖啡，把自己埋在枕頭與棉被裡，家裡其他人也睡得晚。我一邊看著書，一邊回想著前一晚的晚餐，邊想邊笑了起來。

我們家的感恩節有家人和幾位相識多年、跟家人一樣的親近友人。聚會從下午就開始了，車子停在門口，門鈴響個不停。大家傳接著用袋子小心裝好的砂鍋菜，斟滿飲料，一小群、一小群地聚在一盤盤堅果、橄欖、酸黃瓜旁。每個人都出手幫忙，攪拌、試口味、擺餐具。最後，我們終於坐下來，舉杯敬彼此、敬過去的一年，也敬我們擁有的一切。接下來就是吃美食、傳遞盤子、大笑、倒飲料、說著我再也吃不下了、然後再多吃一點。吃完大餐後，總是會有一段暫時平靜的時間，有些人需要伸伸懶腰，或許小睡一會兒，小朋友可能需要消耗一點精力，穿得暖暖地到外面去玩足球，其他人則是在開心地聊天、說八卦，一邊收拾、打包剩下的食物、煮咖啡配著派吃。

這帶我回到手邊的問題。早餐應該吃哪一種派呢？我慢慢地走到廚房，看見乾淨的廚房覺得很幸福，因為前一晚的客人都幫我整理好了，我想了一下現有的選項：南瓜、蘋果、胡桃。好難選啊。我以前都會選擇每一種試吃一點，但今天，我心裡很清楚，答案是南瓜。

我替自己切下很大一塊南瓜派，從壺裡倒了另一杯咖啡。今年我試了一些新東西，把罐子裡的冰椰奶打成甜奶泡，當配料用。有些放到派上面，有些加進咖啡。我邊吃邊喝咖啡，穿著襪子滑著走來走去，凝視窗外。還沒下雪，但是葉子上結了一層看來易碎的霜，透著陽光的空氣看起來冷冷的。我看到一隻鳥停在餵鳥器旁，是一隻亮紅色的北美紅雀，有黑色的臉與紅色鳥喙，牠旁邊的樹枝上停著一隻銀灰色的簇山雀，身側與肚子上帶著一點蜜桃色。牠們把餵鳥器上的食物都吃光了，但仍在灌木與樹叢周圍東啄啄、西啄啄，想找一些剩下的莓果。

我想起冰箱裡有一碗洗好的蔓越莓，我前一天完全忘了用這碗蔓越莓做菜。我嘖了一聲，想著好吧，反正沒有人會真的吃蔓越莓，我就把蔓越莓跟爆米花一起串起來，用來裝飾聖誕樹吧。真棒。

我在整套睡衣與襪子外套上一件舊的綠色開襟衫，一邊走到衣櫥找針線，一邊把鈕扣扣上。那些針線其實不是我的，是一位對工作很熱忱的裁縫師阿姨留給我的一個老針線盒。她的視力退化到無法工作後，就把針線盒給我，希望我可以把裁縫變成興趣。我沒有，但我喜歡她的盒子。我花了點時間把它擺在桌上、仔細檢視一些她的東西。她有一把很精緻的銀色裁縫剪刀（我記得小時候，大人說這把剪刀只能用來做裁縫）；一個紅色舊針墊，外型像一顆番茄，但卻掛著一顆小草莓，上面仍插著她的手縫針與大頭針；還有一個裝滿鈕扣的玻璃果醬罐。我倒出一些鈕扣在手中，用手撥弄著，不知道這些鈕扣是來自哪件洋裝、西裝外套或時髦高跟鞋。我挑了幾條強韌的線，還有插著針的針墊，把剩下的東西都收起來，放在一旁。

我拿出那碗蔓越莓，從櫥櫃中拿出爆爆米花的鍋子。我在鍋中加入油，只丟進三粒玉米，放在爐火上。

（請注意，我要告訴你一個爆米花的祕訣：等這三粒玉米爆開、爆好之後，再把其他玉米粒加進去，這樣整鍋玉米都可以完整地爆成功，不會燒焦。我不知道為什麼，但真的有用。）

我猜，新鮮爆米花與熱咖啡的香味，很快就會吸引人加入我，聽來滿好的。我把

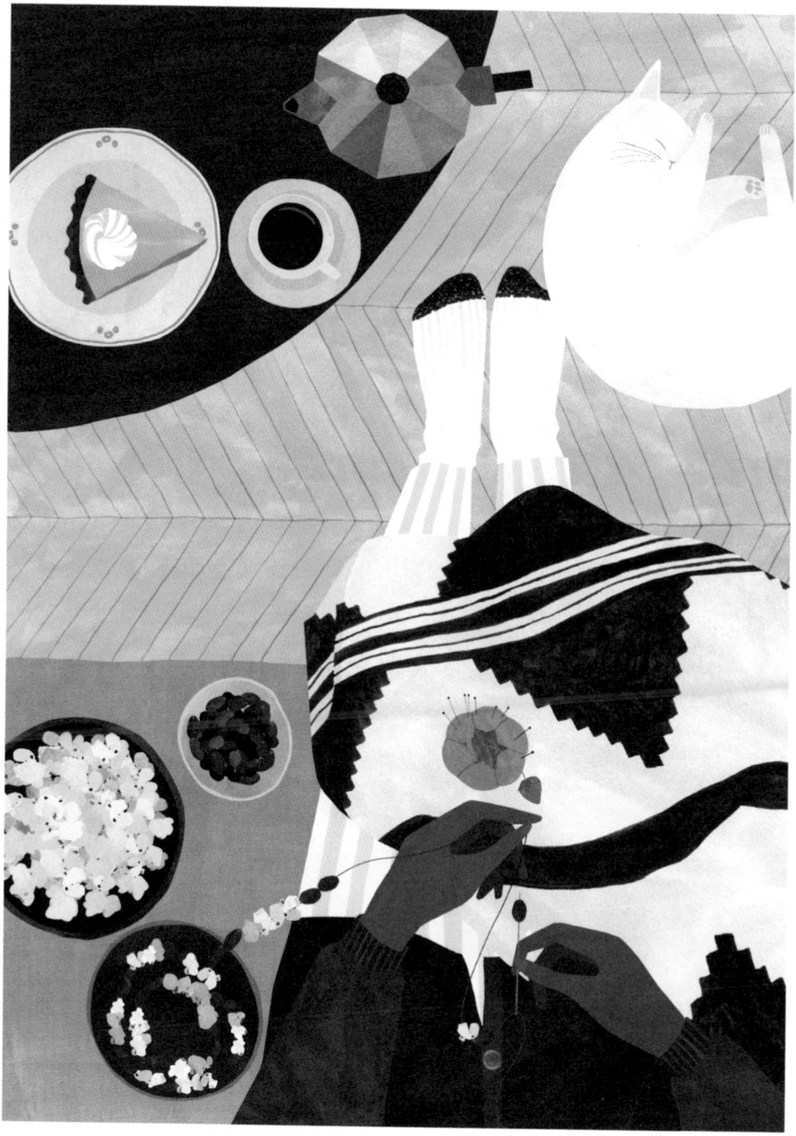

爆米花放進一個很大的碗中，加點鹽巴。我在沙發上坐好，帶著一條長長的黑線、一根針、爆米花與蔓越莓，還有一個用來裝串好花籃的碗。我每串一個，就吃一個，就這樣持續了一會兒，直到聽見有人穿著脫鞋走下樓梯、到廚房倒了點東西在杯子裡的聲音。

有一雙帶著睡意的眼睛，透過杯緣處看著我串蔓越莓與爆米花。「怎麼沒放點節慶音樂呢？我們應該生個爐火。」

我笑了，知道我們有一整天的時間能用來做更多這些事。

「好啊，麻煩你。」我說。

祝你有個好夢。

城市的喧囂

透過小公寓結霜的玻璃窗，我可以看到穿過市區街道後的公園，在那兒，全市最大的聖誕樹已經掛滿燈泡。

今天早上，有一輛長長的平板貨車把聖誕樹運來，從那時候開始，就有許多穿著外套的人在旁邊忙上忙下，他們花了點時間，負責人又吼又叫，雙手揮來揮去，現在聖誕樹已經直挺挺地立在公園正中央，再過幾個小時，就是本季第一次點燈大會。

我離開窗前，環顧了一下自己的小窩，我也才剛裝飾完成。一串串彩色的聖誕燈沿著窗戶圍繞，延伸到舊公寓的磚牆和梁柱上。我的小樹擺在窗邊桌上，上面只掛了一些燈與我的剪紙裝飾，卻歡快地閃爍著。我知道對街鄰居和她女兒可以透過窗戶看到我的小樹，覺得很開心。從我站著的地方也可以看到他們的猶太教燭台，幾天前，他們邀我到他們家點上九個蠟燭裡的第一個。我們玩了一點遊戲，吃了一頓大餐，約好未來幾週內要去滑雪。

我喝完杯中最後一口肉桂咖啡，把杯子擱在水槽。我約了幾個朋友去參加公園的點燈儀式，但我得先去買點東西。我穿上靴子，把外套和圍巾裹得緊緊的，找到那雙不知道為什麼還沒弄丟的手套，踏出公寓。我家位在市中心一棟磚造老建築的三樓，沿著樓梯往下，我一路走到街上，踏入下午的空氣中。天氣很冷，我深呼吸，聞到空氣中乾淨、冰涼的雪的味道，以及今晚即將點燈的新鮮松樹清香。

我們這棟大樓一樓有間小巧可愛的書店，我每週至少會去逛一次。今天書店比較晚開門，裡面已經有幾個人在閒逛、看書。店裡靠近前窗處設了一個閱讀角落，裡面擺了一張寬木頭長椅，上面還有弧形胡桃木頂篷。有個青少年坐在椅子上，全神貫注地讀著一本有關星際太空船與火星任務的書。我看到書店老闆在櫃檯後面，要離開時我們互相揮揮手。

街上熙熙攘攘，很多人在買東西，看櫥窗展示品，在街角遇到朋友。隔壁一條街有一間我很喜歡的店，賣的是漂亮的文具、有趣的老卡片，還有特殊的音樂收藏、味道很好聞的肥皂、盆栽與手織圍巾。我覺得店老闆只是任意買了他自己喜歡的東西，然後就擺出來賣，完全沒有計畫。有時候最好的計畫就是沒有計畫。我在找一張卡片寄給我住在地球另一端的朋友。我沒有寄很多聖誕卡片，但想要寄一張給她。我喜歡想著她打開郵筒，看到信封上我的字跡，感覺像是回到家鄉。我翻閱那些卡片，找到一張有復古插畫的，那令我想起我窗邊的小樹。我買了卡片，把卡片塞進包包裡，回到街上。在去跟朋友碰面的路上，又在幾間店逗留，我買了一對耳環要寄給姊姊、一本有關辨認原生種鳥類的書要給朋友，還有一時衝動買了拼圖要給住在對面的小女孩。我聽到公園傳來的音樂聲，天色越來越暗，我穿過匆忙的人群，走向市中心。

我看到朋友們聚在公園對面一家咖啡廳門口，便朝他們大喊。這算是我們每年的傳統，有時候一起吃晚餐，有時候整晚待在酒吧，但我們總會來看聖誕樹點燈，感受一下聖誕節的快活氣息。我們人很多，占據公園旁邊暖爐附近好些座位與長椅。有人心思周到，買了熱可可裝在保溫瓶裡，帶了一些紙杯。我們互相傳著飲料，還派幾個人去街上跟小販買爆米花，與用圓錐形紙袋裝著的熱糖霜堅果。

廣場裡人滿為患，有三五好友、店員、每天在街上與我擦身而過的人、坐在爸媽肩膀上想看清楚聖誕樹的小孩。時間差不多了，樂隊演奏聲越來越大，群眾把注意力轉移到廣場中心。有一個人拿著舊麥克風，說一些我們已經知道的事情，聲音透過模模糊糊的喇叭播放出來。佳節已經到來。黑暗的夜晚，也會有光明，而聚在一起分享這份光明，是很棒的點子。

一陣鼓聲響起，小孩子拍手、跺腳，引頸期盼。有一刻整個城市全部安靜下來，接著燈光就亮了起來。一座高高的聖誕樹聳立，光輝照耀著我們的公園，我們全都一起拍手、吹口哨歡呼。

沒多久後，晚會差不多要結束了。我們緊緊地握手，貼著彼此涼涼的臉擁抱，互道假期愉快、小心回家、睡個好覺。街上掛著一圈圈的燈，我慢慢走回我的公寓，看著商店櫥窗，一路聞著攤販食物的香味，還有冷冷的夜晚空氣。

我喜歡我的生活。我喜歡出門到喧囂的市區，與朋友在一起，忙碌又開心地度過一個十二月的夜晚。但我也喜歡我的小公寓裡安靜孤獨的感覺，那份寂靜、我擺設的簡單裝飾，還有舊暖爐冒出的嘶嘶聲與蒸氣。書店已經關了，街上慢慢安靜下來，我轉進家門時，幾片無聲的雪花飄了下來。我用戴著手套的掌心接住它們，對著街燈照出飄落雪花圖案的景象笑了。

我等不及要從我最喜歡的樓上窗戶觀看雪花，窩在椅子上，裹著毯子。我轉動鑰匙，準備讓自己今夜舒服地睡個好覺。

祝你有個好夢。

黑暗的夜晚，也會有光明，
聚在一起分享這份光明，
是很棒的點子。

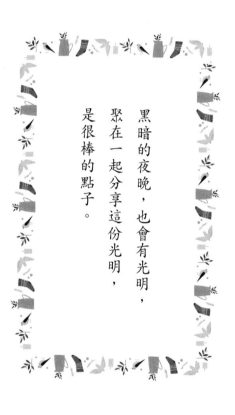

自製紙飾品

我做這些簡單的裝飾品已經好幾年了。有時候我會做得很大張，用有厚度的彩色紙板，有時候我會用摺紙，有多種不同的顏色。跟年紀小的孩子一起做這種手工藝品也非常適合，因為做起來很簡單又快速。你可以把它們掛在聖誕樹上的主枝上，或放在壁爐架上的盆栽裡，或掛在窗邊的細繩上。

- 十二張六吋乘六吋的色紙，顏色各異
- 鉛筆
- 好用且銳利的剪刀
- 一捲線，或一盒牙線，用來掛裝飾品
- 膠水與小亮片

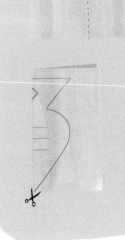

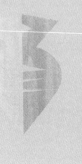

把一張色紙摺成一半。用鉛筆照著圖案中的形狀畫。做了幾個之後，你可能會想要稍微改變一下形狀。你的裝飾品可以底部圓一點、瘦一點，或方一點，怎麼樣都可以，隨你發揮。

沿著形狀剪下來。你可以沿著鉛筆線條內側剪，這樣成品上就不會有鉛筆痕跡，或者剪下來再擦掉。接著沿著中間三條線剪。注意這幾條線不要整個剪穿，如果剪太多，你的裝飾品就會變成碎片，只要剪個一吋左右就好。如果想把裝飾品吊起來，就在上方剪個菱型缺口。

把裝飾品打開。中間的縫會使它更有型。將第一道缺口下方的細紙條往後推，沿著原本的摺痕再摺一次。把下一道細紙條往前拉，再摺一次。把最後一道細紙條往後推，再重新摺一次。

你可以剪一段細繩或牙線，穿過上方的開口，把裝飾品吊起來，或只是放在你喜歡的地方。你也可以用膠水黏一些亮片在邊緣，讓它們看起來閃閃發亮。

去拿聖誕樹

距離我們家幾個街區處的一個街角，有間小餐酒館。那地方很狹長，有雅座、昏暗的燈光和靠牆延伸的吧檯。店家在靠街道的大面窗台上掛著一排閃爍的燈飾，每張桌子上都點著一、兩個放在玻璃罐裡的蠟燭。我們正要出門拿聖誕樹，但需要先吃喝點東西。我們很幸運，坐到最後剩下的座位，位在一個舒適的角落，可以往後靠著看街上的行人，還有車頂上綁著聖誕樹的車駛過。

雖然感恩節已經是一個禮拜前的事了，我們還是覺得有點飽，所以只點了一些點心與兩杯香檳。服務生為我們送來一大盤小點心。有用迷迭香與橘皮調味的烤堅果，剛從烤箱拿出來，還是熱的；一籃麵包，外酥內軟；一盤橄欖油，上面滴了幾滴深色巴沙米克醋，還撒了一些香草；一小盤燉朝鮮薊和蘑菇，還有一些胖胖的綠橄欖。他把香檳放在桌上，旁邊擺著一小盤紅色覆盆子。我們微笑著說謝謝，舉杯互敬，也敬即將到來的快樂日子。我啜飲了一口酒，讓它在舌上冒著泡停留一會兒。我看著外面的街道，剛好看到雪花開始落下。「帶氣泡的酒，」我想著，「跟雪花搭配得剛剛好。」

我們好整以暇，邊吃邊喝這一餐。我們小小規劃了一下，討論一些在冬天結束前想做的事，像是溜冰、假期派對、去電影院看老聖誕節電影。我們安靜地坐了一會兒，欣賞著下雪與口中的滋味。能有個人可以跟你一起安靜地待著、分享某個簡單的喜悅時刻，是多麼珍貴的禮物啊！我不會把這視為理所當然。我在內心深處默默地說了謝謝，讓自己感受這份好運帶給我的溫暖、心滿意足的光輝。

我們付了錢，圍上圍巾，戴回手套和帽子，走入落雪中。我們站了一會兒，讓雪落在我們的臉上，聞聞冬天舒服、冷冷的味道。然後鑽進車裡，前往樹木農場。

小時候，我爸媽每年總是會為我們穿上厚厚的衣服，帶我們出門去砍家裡要用的聖誕樹。我們會先乘坐鋪滿乾草的無篷貨車，然後在雪地上走很長的路，路上還開了一番家庭會議，商討哪一棵樹最適合我們每一個人。長大後的我，很感激那一天全家付出的努力，我微笑回想著那些回憶，還有圍繞在記憶中殘存的孩子般的興奮感。

幾年前，我們找到一處儲存許多剛砍伐下來的樹木的地方，一座舊農舍裡有間可愛的小店，賣著玻璃裝飾品與熱蘋果汁，傳統壁爐裡還生著劈啪作響的大火，讓我開心地放棄自己去砍樹。

我們轉入積滿雪的停車場，停在一排斜放的樹旁，這些樹已準備好要到它們的新家。有些事不管幾歲做都不嫌太老，找一棵聖誕樹的快樂興奮感，就是其中之一。「來吧，親愛的，」我說，一邊拍著戴著手套的手，「來找我們的樹吧。」

我們走過剛落下的雪，開始考慮眼前的選擇。我們喜歡史奴比漫畫裡那種高高的樹，有點瘦弱，樹枝間有很大的空隙，可以掛我們最喜歡的裝飾品，但這種樹不好找。我們認出一位穿著厚重連身工作服的男子，他的眼睛在寒冷中顯得十分明亮，就是前一年幫過我們的那個人，正招手要我們過去。他說他有我們想要的樹，他記得我們，而當他在他的林地裡看見一棵高又瘦長、也用不到的樹，就把它砍下來，希望我們今年會回來。我們真的來了！我謝謝他，說他人真好，還記得我們，便讓他把我們的樹抬到車上，並用一圈圈強韌的棕色麻繩固定好，我則是溜進農舍去買兩杯熱飲。

但比起熱飲，我更想要逛逛那間店，摸摸那隻住在那裡的貓。裡面溫暖又舒服，讓我發覺自己原本有多冷。我停在火爐前片刻，朝著溫暖的火爐張開手指。那間小屋裡面掛著聖誕燈，聞起來有新鮮粗松枝的味道，因為每個空架子上都塞滿了粗松枝。我點了一杯熱可可和蘋果汁，指著那個正在奮力幫我們把樹抬上車頂的好心男人，問道：「他喜歡喝什麼呢？」

櫃檯後的女士告訴我：「喔，他應該喜歡喝咖啡。」

「那就再一杯咖啡吧，謝謝。」

她對我眨了個眼說：「我知道他喜歡怎麼喝，黑咖啡加兩包糖。」

她收了我的錢，忙著做飲料時，我聽到腳踝處有一聲低低的貓叫，往下一看，他們家的花貓正在繞著我的腿轉。我蹲下來，摸摸牠的頭，跟牠聊了一下。她身體很軟，有個可愛的大肚子，等跟我玩膩了，就昂首闊步地去找別人聊天。我把飲料拿到外面，遞給他們，說謝謝你，假期愉快，明年見。然後我們鑽進車裡，出發回家。

祝你有個好夢。

大雪，待在家中

前一天，就聽說會下整晚的雪，一直下到隔天。聽說積雪會高及門口、巷弄，堆滿田地與十字路口，我們最好待在家裡，以策安全。我們同意。整座村、整個郡的人都同意。今天，我們都因大雪待在家中。

我躺在床上，感覺清晨那種被隔音似的安靜，想著雪像一張厚毛毯安穩地披在大地上、在光禿禿的樹枝上、在我頭上方的屋頂上，以及它能停留的任何表面上。我還沒動，只是感受著棉被裡溫暖、放鬆的四肢，想著知道今天是個下雪天是多好的一件事，更棒的是前一晚就知道了。我睡得很沉，醒來也不記得我做的夢，感覺是全新的一天。我把腳伸進等在床邊的拖鞋，穿上一件長長、厚厚的毛衣，走到窗邊。我慢慢地拉開窗簾，享受肚子裡那種帶著期待的小小興奮感，往外看著被覆蓋的大地。

我長大的地方是會下雪的，這種景象我看過不下上千次。從我還是小孩開始，就經歷過一模一樣的時刻——一場大雪之後的早晨，穿著睡衣站著，鼻子貼在冷冷的玻璃窗上——但每一次，我還是感到驚豔。早晨的光線很稀疏，在雪堆上投射出長長的陰影，捕捉到空中正落下的雪花，展示出堆滿舊農舍四周土地、脆弱又完整的雪面。我花了一點時間，只是看著雪落下，雙手環抱以抵抗窗邊的寒冷，享受這份因大地之母的封鎖所賜予的禮物，讓我能在家待一天。

對小孩來說，下雪天就代表興奮、從雪中與雪橇衝進溫暖的廚房、喝杯熱巧克力，然後再衝出去。對大人來說，下雪天則是一種解脫。你被迫放鬆，沒有人有理由期待你在這樣的一天做什麼事。在這個有時動得太快的忙碌世界，這樣的喘息也是一帖良藥。

我前一天已經備好食物，廚房裡滿滿都是下雪天的必需品：一磅新鮮咖啡豆、一長條用來做三明治和吐司的麵包、一整袋滿滿的司康和瑪芬，還有一袋冬天的橘子與葡萄柚。我的冰箱裡有一大罐新鮮果汁，還有許多綠色蔬菜，我的儲藏室裡有一整排整齊的自製番茄與酸黃瓜罐頭、一罐罐豆子、好幾包米，還有許多包餅乾與義大利麵條。我從廚房窗戶向外看，跟正在落下的雪說：「繼續下吧，我有好幾個禮拜的存糧。」

我開始煮咖啡，在瑪芬裡翻找，撕下其中一個的一角，小口咬著。我想，一不做、二不休，便從櫃子裡拿出鬆餅機。畢竟，這就是下雪天的樂趣之一，有時間去做一些你平常不會做、也沒有什麼理由不去做的事。我倒了一杯咖啡，從架上拿出一些材料，開始混合、攪拌、預熱鬆餅機。我在餐桌上為自己擺了一個位子，放著我最喜歡的缺角盤子、一張餐巾紙與一把叉子。

突然有個記憶閃過我腦海，是阿姨在我們小時候做的一件事。她的櫥櫃裡有一個特別的盤子，上面漆著金色的舊式圖樣，只有盤子，沒有其他搭配的餐具。如果你考試考得好，或是過生日，或過了很糟的一天，需要感受到自己的特別與受到關心，她就會把這個盤子放在你的座位上。當你坐下來，你的身子會挺得比別人高一點，感受到她溫暖的手放在你的肩膀上，晚餐也更好吃。

我把麵糊倒進熱熱的鬆餅機時，這個記憶讓我覺得很溫暖，麵糊嘶嘶作響，讓空氣中充滿香味，我笑了。不管是美式鬆餅或格子鬆餅，總是逃不過三個定律：第一個沒熟，第二個烤焦，第三個才是完美的。裝滿一個盤子後，我就坐下，桌上有杯剛煮好的咖啡和一小壺溫過壺的楓糖漿，我一邊吃，一邊看著雪落下。我剝了一顆橘子，配著咖啡，一片一片慢慢地吃。我把皮放在一旁，想著可能等一下可以把橘皮丟進燉鍋，加入肉桂棒、香草與一些丁香。我會讓這一鍋燉煮一整天，家裡就會充滿這種甜甜的味道，空氣也能因蒸氣而變得不那麼乾燥。我沖洗了盤子，整理好廚房，從一個窗戶走到另一個窗戶，往外看。

我前一晚把柴火拿進來，填滿壁爐，準備好可以點火。我劃了一根長長的火柴，點燃紙來引火，看著火開始燃燒。我放進幾塊大的木頭，蹲在壁爐前一會兒，直到我的臉與手指都暖和起來。此刻，風正在吹，我看著一道小小的雪龍捲風在空中出現又消失。或許晚點我會穿上衣服，踩著雪走一段長路，走過田地與樹林，再用一杯熱飲獎勵自己，但現在我暫時不想離開這舒服的地方。我想，我會把拼圖碎片鋪在桌上拼拼圖，放一部舊電影當背景音樂，或看幾個小時的書，或泡個熱水澡，直到手指皮膚都起皺。但首先，早餐吃得很飽，身體在火爐前也烘得很暖，我躺在沙發上伸展四肢，拉起一條長長的毯子蓋住腿，感覺最棒的主意應該是閉上眼睛，聽著木頭燃燒的聲音，在冬日裡打個長長的盹兒。

祝你有個好夢。

適合四季的燉鍋食譜

燉鍋能為家裡的空氣增添溼氣與淡淡的香味。特別是在冬天空氣乾燥時很有幫助，因為我們的壁爐經常生著火。但一年中的任何時候都很適合煮一鍋。通常朋友到訪時，如果我在燉一鍋東西，他們都會很驚訝鍋裡食材的味道怎麼這麼好聞。對那些覺得蠟燭與其他室內芳香劑會刺激肺部的人，就可以用這個舒緩的替代方法。

首先，用一個大湯鍋裝滿水，放在爐火上，用小火煮滾。雖然你不應該放一鍋東西在煮而完全沒人顧，但這鍋水可以安心煮幾個小時，不會乾掉。偶爾瞄一下，如果水深低於五吋，就再加點水。根據不同季節，可以加入以下不同材料。

春天

- 一把乾燥的薰衣草花苞
- 幾根迷迭香
- 兩茶匙檸檬皮萃取液

- 幾顆八角

夏天

- 兩顆橘子皮
- 一茶匙純香草萃取液
- 一湯匙小豆蔻籽

秋天

- 兩根肉桂棒
- 兩顆松果
- 一顆紅蘋果，切片
- 一茶匙南瓜派香料粉

冬天

- 一顆橘子，切片
- 三到四段小松枝
- 十二朵丁香

戲院的一夜

我們在感恩節之前就看到這個廣告了。那是市區大戲院裡的一場表演，內容是輕鬆的，或許有點搞笑，有唱歌、舞蹈與現場管弦樂團伴奏，整個十二月都有演出。我們各自看到那個廣告，從手中的報紙上撕下來，想拿給對方看。有天晚上，我們把撕下的報紙一角拿出來時，兩人都笑了。我們平常不會去看大型音樂劇，而是喜歡去那種我們知道的小黑箱劇場，看較小型又氣氛親密的秀，但我猜，在假期間，我們都想看一些能讓我們發笑與用腳跟著打拍子的演出。對我來說，可能是因為假期中又重新感覺像個孩子，而在小時候，我們家總是會在聖誕節的前一週左右，去劇院看一場大型表演。我們會稍微打扮一下，穿上發亮的鞋子與好看的外套，還有一個我會放一些珍貴物品的小包包。小孩子總是有辦法從日常生活中找到寶藏。我可能帶著在學校贏得的小飾品、一個哨子或一片海玻璃、小小的鉛筆與筆記本、可能是從媽媽抽屜找到的一小瓶香水，還有我假裝需要的一串備用鑰匙。我們會出去吃飯，爸媽會一直叮嚀我們不要在晚上剛開始就把身上的好衣服弄髒。我們到達劇院時，我會瞪大眼睛看著大廳裡身穿華麗洋裝與西裝的人。劇院本身看起來很大，像一座大教堂。我會站著，目瞪口呆地望著拱門上的細節和天花板上的壁畫、鮮豔的紅地毯和黃銅欄杆，以及那座通往包廂長長的迴旋樓梯。

父親會把我的手挽進他的臂彎，帶我走到我們的位子。我坐著，雙腳離地面一呎地晃啊晃，手裡緊抓著節目表，肚子裡有種無比的興奮感，因為我們準備要看一場現場表演了。當燈光暗下，指揮家的棒子一落下，交響樂團開始演奏，我就會把眼睛張到最大，盡全力聆聽，以免漏掉一個音符、一個快速的踢踏舞舞步，或一個笑話。那天晚上結束時，我們就會處於一種小時候很容易發生的極度興奮又精疲力盡的狀態，爸媽會把我們塞進車裡，開車回家。一路上，我們會在附近的社區繞繞，看每一戶的聖誕裝飾。我記得我把臉靠在後座涼涼的車窗上，讓外面的燈光映照著我的臉，幻想自己正在演出一場歌舞秀。

想到這些回憶，我就買了兩人的票。

看表演的那天，我穿上最喜歡的紅洋裝。我還是帶了一個裝著一點珍貴物品的小皮包，除了小鉛筆與筆記本之外，裡面的東西有點不一樣了，有大紅色口紅、裝了幾個銅板的零錢包，還有一張小心保存的幸運籤，那是我們第一次約會時吃的幸運餅裡包的小紙條。我在耳後抹了一點香水，在脖子上繫了一條絲巾。能夠以大人的視角，重新體驗我小時候最愛的時刻，是多好玩的一件事啊。

在表演開始前，我們去了一間最喜歡的餐廳，餐廳因為假日人潮，很熱鬧。平常我會喜歡安靜一點，但今天晚上，大家都好開心。我看了一下附近座位，有許多人都在舉杯慶祝、臉上掛著真誠的笑容，發亮的眼睛，令我很開心旁邊有一同狂歡的人。我們吃著喝著，不時舉杯互敬。儘管我們已經共度過許多節日，但對彼此還是有一些不知道的事，因此我們說了一些不知為何以前沒分享過的回憶。我覺得跟某個人共度幾十年生活，還能讓彼此感到驚喜，真是很棒的一件事。

那個劇院有一個老式的售票窗口，我在那邊取票。我總是很喜歡票從窗戶下方的小縫隙被推出來、掉進黃銅托盤的時刻。我拿起票，對窗戶後面的人笑了一下，他也回以微笑。

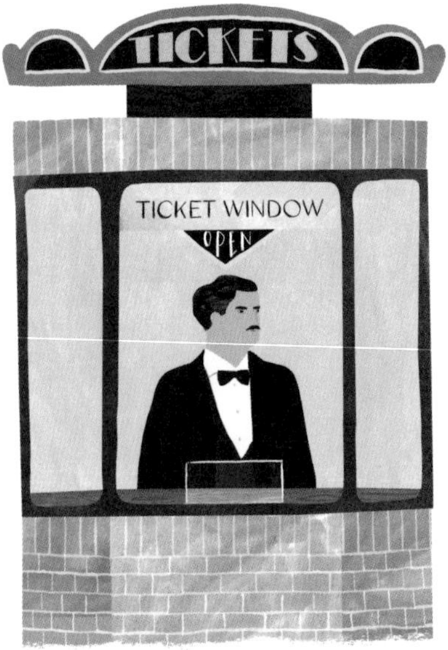

大廳跟我記憶中一樣熱鬧，我愛人的手勾住我的臂彎，我停下來，看著一個小男孩凝視著天花板，嘴巴和眼睛都張得大大的。

我們跟著人群前進，有點擁擠，但我們不介意。我們找到位子坐下來，看著人陸續湧入，心裡很是期待。我往下仔細瞧著管弦樂團的樂池，看到音樂家穿著優雅的黑色服裝，中提琴已經擱在膝上準備，有人在調整單簧管的簧片，或測試長號的伸縮管。指揮家若有所思地翻閱樂譜，一隻手以節奏和五線譜組成的祕密語言揮舞著，在簾幕拉開之前再瀏覽過一遍總譜。

我想著更衣間裡的演員，正在上最後一筆妝，後台人員正在檢查道具與提示。我們都聚在一起做著與看著一件了不起的事。這通常是人類處於最佳狀態的時刻，當我們齊心協力創造的時刻。燈光開始變暗，指揮家舉起她的指揮棒，所有坐在位子上的人都把注意力轉向舞台。

祝你有個好夢。

聖誕夜

我醒來的時候，突然有一種電流通過全身的興奮感——有事情要發生了，而且是好事。

我又躺了片刻，對著枕頭發笑。今天是聖誕夜。我愛這一天，也等了一整年。我在黑暗中慢慢起身，聽到心愛的人睡覺時發出的輕柔、緩慢呼吸，我不想打擾他的睡眠，因此悄悄溜下床。我的狗躺在床尾，睜開一隻棕色眼睛看我。我在牠旁邊蹲下，對著牠的耳朵說：「今天是聖誕夜。」牠乖乖地聽著，我抓抓牠的脖子，傾身親吻牠眉毛中間那塊柔軟的部位。我走到門邊時，牠跳下來，跟著我出去。我們把門從身後帶上，躡手躡腳地去進行我們的早晨例行事務。

煮水時，我透過廚房窗戶看著我的狗，牠正在檢查後院，穿梭在那些掛著燈飾的樹之間，有幾隻鳥也醒了，在牠上方的樹枝上跳著。我打開前門，只是想看看從前一晚就亮著燈的房子，一條條燈飾點亮屋頂的尖角，圍繞著窗戶，還有樹幹與樹枝。我聽到水壺的鳴笛聲，回去倒了一杯水，發現我的狗在後門邊等著。我把聖誕樹的燈打開後，舒服地坐到沙發上。牠悄悄爬上來，趴在我旁邊，把牠的頭枕在我的腿上。我把一條毛毯蓋在我們身上。房子很安靜，黑漆漆的，只有聖誕樹在發亮。我們坐著，我把手伸進牠背部厚厚的毛髮中，喝著水。

幾年前我養的狗，就沒有那麼常跟我擠在一起。牠喜歡躺在自己的床上，跟我同處一個房間，每天牠可能會走過來一、兩次，用溫暖的額頭頂著我的大腿。我會摸摸牠的後頸，一會兒之後，牠就會離開，繼續忙牠的事。現在，我跟這個小女生坐在沙發上，向世界各地的每一隻狗所帶給我們的友誼，說了句無聲的「謝謝」。我有個隱約的懷疑，年紀越大，我就越覺得這個懷疑是真的。我認為我們做的每一件事，都是為了交朋友，為了分享時光，陪伴當時在身旁的人（不管是誰），以及關注當下的一切。

這就是我今天要做的事。我們要辦一個小派對，有些吃的與音樂，壁爐裡也會生起火。我會撢去鋼琴上的灰塵，希望有人能彈上幾曲。我感覺胸口瀰漫著一股暖流，感激那些我們珍視的忠實朋友，又會再次跟我們共聚一堂。

前一天，我在廚房過了開心的一天，我的圍裙沾到麵粉與糖粉，檯子上擺滿烤好的點心：油亮的麻花辮麵包、加上糖霜與銀色小珠珠的星型餅乾，還有包入核桃、肉桂並淋上杏桃醬的小酥餅。我甚至烤了一些手工狗餅乾給聖誕狗狗，讓牠送給我們的小狗。

我也做了幾盤手抓小食；裡面填滿日曬番茄乾、松子與焦糖洋蔥、小小又誘人的塔；我準備了幾碗烤過的孢子甘藍，外層的葉子烤成深棕色，脆脆鹹鹹的；還有幾盤沾醬與用葡萄葉包的香料飯。有些人不喜歡整天待在廚房，但對我來說，特別是每年的這個時刻，卻是一件歡樂的事。我會播放一部最喜歡的經典聖誕電影，黑白的那種，我看過幾百次了，在我忙著做一道道菜的時候，就讓它播放著。當所有事情都忙完，廚房也收拾好之後，我會後退一步，發出滿意的讚嘆。我的親朋好友將會吃得飽飽的，我的家會成為我所愛的人的避風港。他們會覺得安全、放鬆、受到呵護，那就是我最喜歡的事。

回到沙發上，我的狗在身旁發出輕柔的鼾聲，我仔細想了一下接下來一整天的事。還有一點時間可以一起去外面散個步，還可以躲在某處包幾份禮物。我們可以試吃那些我做好的美食，在槲寄生下互相追著跑。當夜幕降臨，我們會穿上漂亮的衣服，點起火和蠟燭，擺好食物，開酒，等待朋友們的車開上車道。

小時候在沙發上看聖誕節電影時，我就希望長大後的假期都是搭著火車，在下雪的鄉間旅行，晚上出入時髦的雞尾酒吧。我以為人們可能會突然在滑雪小屋裡跳踢踏舞，或者至少會有一些……兒童節目中的布偶……吧？等我真的長大成人，我的假期卻變得

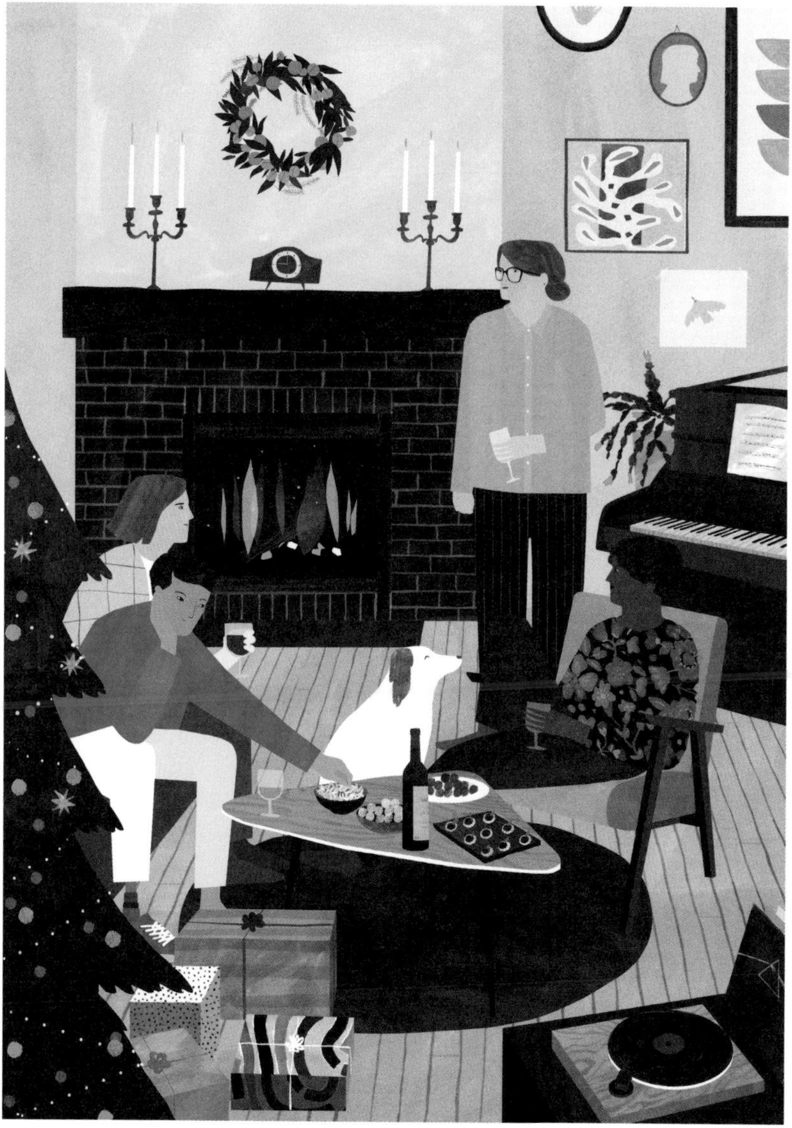

極為簡單：只是一段時間，可以做些最喜愛的事、跟家人親近、讚嘆地看著窗外美麗的新雪，或透過陌生人家的窗戶看裡面亮著燈的聖誕樹。還有，跟我的狗在沙發上坐著，手裡拿著一杯熱呼呼的好喝飲料，並感謝又一起度過了一年。

祝你有個好夢。

我有個隱約的懷疑，年紀越大，
我就越覺得這個懷疑是真的。
我認為我們做的每一件事，
都是為了交朋友，為了分享時光，
陪伴當時在身旁的人（不管是誰），
以及關注當下的一切。

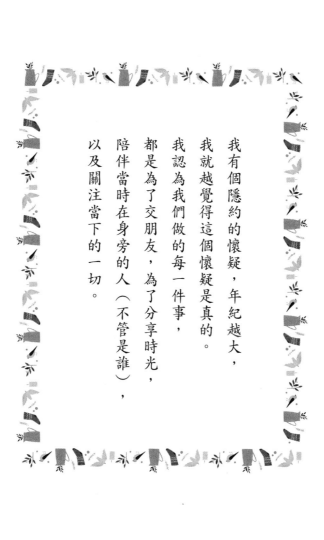

忙碌假期的冥想練習

找一個跟別人隔開來的地方，一個安靜、你可以獨自坐著或躺著幾分鐘的地方。

仔細把你的身體調整到覺得舒適的姿勢。眼睛閉上，用鼻子深吸一口氣，用嘴巴吐氣。閉上雙唇，自然地用鼻子呼吸。不需要立刻把你的心思轉移到當下，只要讓你的思緒慢慢地停下來。

給自己一點時間，去感受任何你感受到的事。可能有很多事情要做，你覺得很匆忙。可能你的心裡想著一些回憶與傳統思想，讓你覺得有壓力與擔憂。可能有人要來或已經來了，而你感受到一種只有家人會激起的興奮又焦慮的奇怪感覺。或許你很自在、放鬆，只想與人交流。不管你感受到什麼，都是你的感覺。當你連結到自己現在的心理狀態與情緒，就尋找一下身體內是否有相對應的感覺。每一個情緒，都會帶出一種身體的反應，能夠讀出這些感覺，就能及早期發現警訊，並獲得許多個人洞見。

你會注意到，當你給予你的情緒完全的注意力，仔細聆聽你的情緒，沒有試圖去改變它們，這些情緒就會安定下來。我有時候覺得這很像在餐廳遇到朋友。你走進門時，他們看到你，就把手臂舉起來，熱切地揮手，你們對到眼之後，他們的手就會放下來。有人看到他們了，他們就比較安心。這就跟你心裡、腦海中被壓抑的情緒一樣，必須被看見、被感受到。一旦情緒被看見、被感受到，情緒就消失了。

一旦你內心的波浪平息成為漣漪，你可以把注意力轉移到鼻尖下面，上唇上方那一小塊空間。注意你的氣息進出。當念頭跑走時，確認念頭跑去的地方。不用假裝你的思緒不存在，看到它們，感受它們。然後注意力再回到人中的位置，留意呼吸。

等你準備好要重新回到假期活動，就用鼻子深吸一口氣，再用嘴巴吐氣。很好。

致謝

首先，我要謝謝我親愛的太太賈姬，從我一開始有《大人的床邊故事》的構想，她就支持並鼓勵我。她對這項計畫達到的任何成就從未感到意外，她全然信任我，也相信我想完成的事情。與她相愛的每一天，都激發我無數的感恩念頭與快樂的可能性，所以當有人問我，我會不會擔心哪天沒有甜美的故事可講了，我可以笑著並自信地搖頭說不會。

謝謝我的父母。從小，他們就教我要愛書、喜歡故事，讓我相信我能夠做到任何我能想像的事。當我感到遲疑時，就相信他們對我的信心。

謝謝我的弟弟格雷，他本身就是很出色的作家。當我打電話告訴他我有個出書的念頭（不是這本書，是另一本），擔心那本書可能跟這個世界的認知不那麼一致，他只說：「姊，在平行宇宙中，每一本書都一定會出現，寫你喜歡的吧。」我就這麼做了。

謝謝我的編輯與出版公司，他們是如此善良、有創意、有耐心、支持我。因為他們的協助，這本有點特別、能撫慰人心的作品得以出版，實現我一生中最大的夢想。特別感謝企鵝出版社的梅格・萊德與萊拉・多斯基，讓我這個新手作家想得更深遠，筆下的世界更鮮明。

謝謝我的經紀人潔姬・凱瑟。從我們的第一通電話開始，她就完全了解且憑直覺就知道我想創作的內容。她問的問題促使我不斷寫作、腦中產生出源源不絕的能量，我等不及想看看我們還能一起再想像出什麼玩意兒。

謝謝啄木鳥雷雅（Léa Le Pivert）美麗的插畫。我沒有第三隻眼，除了文字，我對《大人的床邊故事》的樣貌無法提供太多想法。雷雅的畫讓這本書如此漂亮、包容、溫暖，我永遠感激她。

謝謝我在Curiouscast的朋友，幫助我透過podcast把這些故事散播給更多人。

謝謝傳奇人物包柏・威斯特海姆，大方貢獻他的時間與長才，讓podcast的音質這麼好。

謝謝每一個在我還在學著說故事時耐心聆聽的人（podcast聽眾、瑜珈學生、朋友們）。

謝謝瑪麗・奧利弗的文字、她的詩，還有她對生活的指引。當我聽到她說：「要專注，要讚嘆，要說出來。」我就覺得找到了我的使命。

大人的床邊故事

千萬次下載，助你安定情緒、輕鬆入眠的正念冥想

作　　者——凱薩琳・尼可萊（Kathryn Nicolai）
譯　　者——陳冠吟
總監暨總編輯——林馨琴
資深主編——林慈敏
校　　對——楊伊琳
行銷企劃——陳盈潔
封面設計——王瓊瑤
內頁設計、排版——邱方鈺

發 行 人——王榮文
出版發行——遠流出版事業股份有限公司
地址：台北市中山北路一段 11 號 13 樓
電話：（02）25710297　傳真：（02）25710197
郵撥：0189456-1

著作權顧問——蕭雄淋律師

2021 年 6 月 1 日　初版一刷
2022 年 1 月 1 日　初版二刷
新台幣定價 380 元　（缺頁或破損的書，請寄回更換）

ISBN 978-957-32-9078-0

遠流博識網 http://www.ylib.com　E-mail: ylib@ylib.com

Nothing Much Happens:
Cozy and Calming Stories to Soothe Your Mind and Help You Sleep

國家圖書館出版品預行編目 (CIP) 資料

大人的床邊故事：千萬次下載，助你安定情緒、輕鬆入眠的正念冥想 / 凱薩琳．尼可萊 (Kathryn Nicolai) 著；陳冠吟譯．-- 初版．-- 臺北市：遠流出版事業股份有限公司，2021.06
304 面；14.8 × 21 公分
譯自：Nothing much happens : cozy and calming stories to soothe your mind and help you sleep.
ISBN 978-957-32-9078-0(平裝)

1. 閱讀治療 2. 睡眠

418.989 110005246